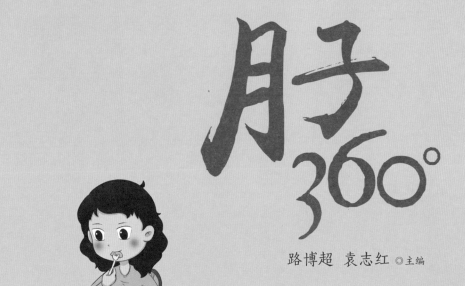

月子
360°

路博超 袁志红 ◎主编

U0259691

《月子360°》编委会名单

主　编　路博超　袁志红
编　委　张　靖　王海玲　郝小峰　顾　勇　陈凤艳　李　鑫　王　程
　　　　顾　菡　汤仁荣　陈丽娟　崔雪梅　孔劲松　陈建军　郝云龙
　　　　王业波　梁学娟　王泽宇　王　云　田　颖　魏晓佳

青岛出版社
QINGDAO PUBLISHING HOUSE

图书在版编目（CIP）数据

月子360° ／路博超主编. —— 青岛：青岛出版社,2016.1

ISBN 978-7-5552-3036-6

Ⅰ.①月… Ⅱ.①路… Ⅲ.①产褥期—妇幼保健—基本知识 Ⅳ.①R714.6

中国版本图书馆CIP数据核字(2015)第316180号

书　　名	月子360°
主　　编	路博超　袁志红
出版发行	青岛出版社
社　　址	青岛市海尔路182号（266061）
本社网址	http://www.qdpub.com
邮购电话	13335059110　0532-68068026
责任编辑	徐　瑛　E-mail：mu_xuying@sohu.com
插画设计	营养堂
特约审校	晟　铭
照　　排	青岛乐喜力科技发展有限公司
印　　刷	青岛炜瑞印务有限公司
出版日期	2016年5月第1版　2016年5月第1次印刷
开　　本	32开（720 mm×1020 mm）
印　　张	4.75
字　　数	200千
书　　号	ISBN 978-7-5552-3036-6
定　　价	19.90元

编校印装质量、盗版监督服务电话：4006532017　0532-68068638
印刷厂服务电话：13864837986

目录

特效月子餐，美味、健康兼得 第3章

产后瘦身，恢复窈窕身姿 第**4**章

产后美容，拥有靓丽容颜　　第5章

产后"性"福生活　　第6章

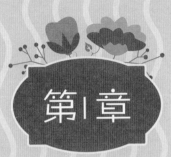

第1章

不同季节
坐月子须知

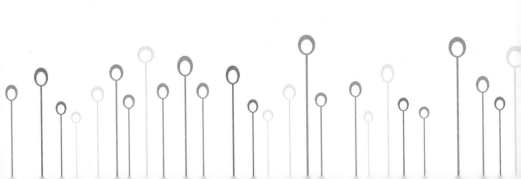

春季

a 乍暖还寒，注意保暖

春季是一年中气候最不稳定的季节，虽然气温回升，但仍时不时有回潮的小股冷空气袭来。即使是在一天之中，气温也是朝暮凉、白昼暖、午夜寒。春季气候多变，乍暖还寒，新妈妈要特别注意保暖。

✦ 穿得暖和些

研究发现，身体温暖，微循环才会正常，氧气、营养及代谢废物等的运送才会顺畅，也才能促进肌肉、神经、血管等功能正常。因此，新妈妈春季请务必穿得暖和些，也就是要注意"春捂"。

✦ 重点捂双足

双足受凉易引起腹痛、泄泻、腿部痉挛、关节疼痛。中医学认为，双足位于人体末梢，气血运行缓慢，对春寒十分敏感，如果双足受凉，容易使人疲惫，增加感冒的机会。所以，新妈妈一定要让双足始终处于保暖状态。

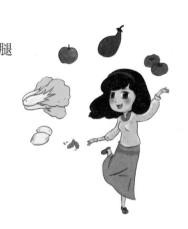

✿ 轻捂头部

捂了一冬的头就不需要再捂得严严实实，可以捂得轻一些，既不要冻着头，又要让头凉爽些，以感到不冷不热，保持凉爽为宜。

春季坐月子要注意防风

春季的风比较寒冷。传统习俗认为，新妈妈春季坐月子，要紧闭门窗，穿厚衣、戴帽子，因为新妈妈怕风，月子里如果受了风寒，就会留下病根。这种春季坐月子要防风的习俗，是有一定道理的。

新妈妈在春季分娩后，因肌表、筋骨大开，身体虚弱，内外空虚，汗还特别多，这时风邪最容易乘虚而入，导致新妈妈出现感冒、头痛、四肢关节疼痛等症状。

因此，新妈妈春季坐月子要注意防风。当然，必要的开窗透气是可以的。不过，新妈妈要避免被风直接吹，不吹穿堂风；要注意保暖，穿长衣、长裤、袜子，戴帽子；还要注意加强营养，适量运动，保持心情舒畅，以增强身体的抵抗力。

❀ 温馨小贴士

明代医家汪绮石说："春防风，又防寒。"唐代医家孙思邈说："春天不可薄衣，令人伤寒、霍乱，食不消，头痛。"春季防风对于新妈妈则犹为重要，否则很容易留下健康隐患。

⊙ 春季干燥多喝汤水

春季气候比较干燥，室内外湿度比较低，因此建议新妈妈春季坐月子期间要特别注意多喝些汤水。

母乳喂养的新妈妈更应保证充足的水分，这样不仅能补充由于气候干燥而过多丢失的水分，还可以增加乳汁的分泌。

此外，春季坐月子，新妈妈还可以根据身体状况喝一些健康汤水。如新妈妈便秘，喝点"润肠水"，将黑芝麻、核桃仁磨碎后一起炒熟，用温开水冲调；产后上火，喝点"降火茶"，将菊花泡水，加适量冰糖一起饮用。

⊙ 春季要警惕传染病

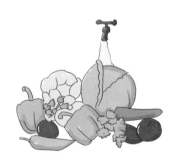

春季天气多变，忽冷忽热，最适宜多种病原微生物滋生繁衍，加上新妈妈产后身体虚弱、抵抗力下降，新妈妈成了春季传染病的高发人群，如流行性感冒、肺炎、肝炎、支气管炎等。

那么，新妈妈春季该如何预防传染病呢？

a. 新妈妈月子里应注意休息，尽量避免过多接触外来人员。

b. 新鲜空气能去除过量的湿气和稀释室内污染物，要注意开窗换气。

c. 新妈妈要注意补充营养，适当多吃些营养价值高的食物，多吃富含维生素的水果蔬菜，提高身体免疫力。

d. 食物必须保证新鲜干净，水果、蔬菜食用前务必清洗，鱼、蛋、肉类食品食用前分开放。

e. 务必注意个人卫生，注意对恶露、会阴及剖宫产伤口的护理，注意勤洗手，勤换内衣裤，适时洗头洗澡。

f. 减少对呼吸道的刺激，如远离二手烟、不吃辛辣食物，以保护新妈妈自身的免疫功能。

g. 当人体受凉时，呼吸道血管收缩，局部抵抗力下降，病毒容易入侵，因此要注意防寒保暖。

h. 新妈妈应进行适当运动，以促进全身血液循环，增强心肺功能。

❀温馨小贴士

对于春季传染病，新妈妈既不能盲目恐慌，也不能掉以轻心，要积极预防，做到早发现、早检查、早治疗。

夏季

Q 可以使用电扇、空调吗

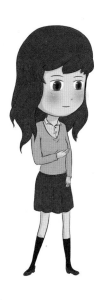

有些新妈妈觉得，月子里吹电扇、开空调会影响产后恢复。其实，这种说法没有科学依据。新妈妈月子里（尤其是夏季）汗腺分泌比较旺盛，容易出汗，如果新妈妈感到热，是可以使用电扇或空调的。

不过，新妈妈要注意不要让电扇或空调对着自己或宝宝吹，因为直吹会使人体表面的毛孔强烈收缩，不能正常排汗，从而引起内分泌的紊乱，而且直吹也容易受凉。新妈妈可以让电扇对着墙吹，让风反弹回来，这样风会柔和很多。开空调则应温度适宜，室内外温度差最好不要超过7℃，以身体感觉舒适为好，还要注意一段时间后要开窗换气。

新妈妈月子里，无论是吹电扇，还是开空调，衣服都要穿好，以防贪图凉爽而感冒。一般建议穿长衣长裤，而且以宽松、透气、纯棉制品为佳。

ᴀ 夏季应谨防产褥中暑

产褥中暑是指新妈妈在高温、闷热的环境中，体内余热不能及时散发，导致中枢性体温调节功能障碍而发生的急性病。特别是在炎热的夏季，新妈妈更加容易中暑。

产褥中暑的症状

新妈妈出现心悸、恶心、四肢乏力、头痛、头晕、口渴、多汗、胸闷等症状。

先兆症状未引起足够重视，新妈妈继而体温升高，皮肤干燥无汗，关节肌肉疼痛，体表出现痱子，脉搏和呼吸增快，面色潮红，胸闷烦躁，口渴难耐。

体温进一步升高，可达40～42℃，继而尿少，神志不清，狂躁，昏睡，昏迷，抽搐，严重时可引起死亡。

产褥中暑的预防

a.夏季天气炎热，新妈妈坐月子不能捂得厉害。要注意室内空气流通，可适当使用电扇或空调。

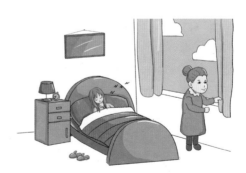

b.新妈妈衣着宜宽大、凉爽、舒适、透气，以免影响散热。

c.新妈妈可适当多喝点汤水，如绿豆汤、新藕汁都是不错的选择。还可以喝点淡盐水补充水分。

d. 新妈妈要注意休息，保证足够的睡眠，以加速恢复、增强体质，提高对环境的适应能力。

e. 一旦出现中暑症状，轻者可立即转移到通风较好的地方休息，脱去过多的衣服，让新妈妈多喝点凉开水，用酒精擦浴，尽快降低体温。并按摩新妈妈四肢，以促进肢体血液循环。中暑严重者请立即送医院治疗。

◎ 夏季防湿不容忽视

夏季坐月子，许多新妈妈重视防暑降温，却对较为"隐蔽"的湿度关注不够。其实，夏季较高的湿度对人体健康也有很大的负面影响。

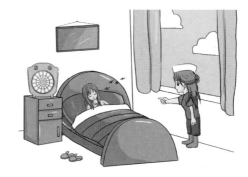

夏季的高湿常常伴随着高温天气，表现为高温高湿、湿热交加。在这种环境中，人体就难以通过水分蒸发而保持热量的平衡，于是就出现体温调节障碍，常常出现胸闷、心悸、精神不振、全身乏力等症状。

如高湿是出现在阴雨天气，人体内的松果腺素分泌较多，引起甲状腺素及肾上腺素浓度相对降低，加之空气中的负离子数量较少，气压较低，人也会出现无精打采、头昏脑涨、胸闷气短等症状。

此外，新妈妈身体虚弱，久居潮湿的地方，"湿邪"容易侵入关节，会导致风湿或类风湿性关节炎，表现为关节疼痛、伸屈不利、肌肤麻木等症状。"湿邪"也容易侵入脾胃，会引起腹泻、水肿、食欲不振、恶心等症状。所以，新妈妈夏季坐月子除了要注意防暑，也应注意防湿。

✳ 改善环境，避免潮湿

夏季阴雨季节或雾天要少开窗户，避免湿气进入。而当室外艳阳高照时，要适时开窗通风。还可以利用空调的抽湿功能，保证室内空气湿度不高于60%。

✳ 饮食清淡，便于消化

新妈妈可适当多吃一些消热利湿的食物，使得体内湿热之邪从小便排出，这些食物有绿豆粥、红豆粥等。

✳ 避免外感湿邪

夏季阴雨季节或雾天，新妈妈应尽量避免外出活动，更不能涉水淋雨；新妈妈月子里多汗，要勤洗澡、勤换衣服；梅雨过后，一定要晾晒衣被，以驱潮消霉。

a 夏季坐月子4禁忌

夏季天气炎热，我们许多人喜欢洗个凉水澡、吃根雪糕、将空调开低，不过这些却都是新妈妈月子里的禁忌。

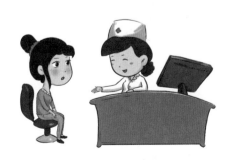

✦ 忌洗澡贪凉

有些新妈妈夏季贪凉，经不住诱惑洗了个凉水澡，结果导致气血凝滞，恶露不能顺利排出。而且，月子里洗凉水澡，还可能导致四肢疼痛及日后月经不调。

✦ 忌使用蚊香

蚊香燃烧所产生的微粒，一旦被新妈妈或宝宝吸入体内，很可能导致呼吸困难、头晕、头痛、恶心、呕吐等毛病。此外，杀虫剂也不宜使用，否则易引起新妈妈或小宝宝中毒。

✦ 忌空调过低

正如前面所说，新妈妈可适当使用空调，但不宜将空调的温度调得过低，也不宜在空调房间待得过久，否则会使新妈妈头晕、疲倦、心烦。

✦ 忌冰棍冷饮

冰棍冷饮是新妈妈的绝对禁区，否则易导致新妈妈肠胃消化功能障碍，影响恶露的顺利排出。夏季坐月子，新妈妈可适当多喝些绿豆汤、莲藕汁等。

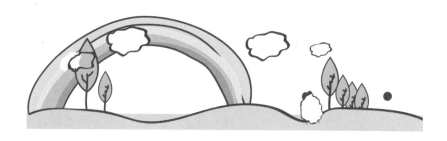

秋季

秋季坐月子应防秋燥

秋季气候干燥，空气温度较低，空气中相对湿度通常在60%以下，甚至30%左右，而人的皮肤、黏膜等所需的相对湿度约是70%，低于这个数值，人便会感到

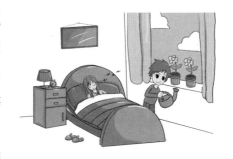

干燥，呼吸道黏膜及皮肤水分大量散失，容易产生咽喉干燥、咽痒、干咳、嘴唇干裂、大便干结等"上火"症状。这就是传统医学所说的"秋燥"。

传统医学将"秋燥"分为温燥和凉燥。一般以中秋节为界线。中秋节以前，有暑热的余气，天气晴暖而干燥时，多出现温燥；中秋节之后，久晴无雨，气候寒凉渐重时，多出现凉燥。

温燥，有发热，轻度怕冷，干咳无痰，咽喉肿痛，口鼻干燥，口渴心烦等症状；凉燥，有怕冷，轻度发热，头痛，鼻塞，咽喉发痒或干痛，咳嗽，口干唇燥，舌苔薄白而干等症状。

新妈妈秋季坐月子，防"燥"是一个重要环节。简单而有效的措施有以下五点。

a. 注意饮食营养，适量多吃养阴清燥的食物，如新鲜绿叶蔬菜、黄瓜、胡萝卜、藕等。还可以适当吃些有防燥作用的粥，如山药大枣粥、栗子粥、胡萝卜粥、玉米粥等。

b. 新妈妈要远离辛辣食物，更不能抽烟、喝酒，要注意保持口腔卫生，适当多喝白开水。

c. 新妈妈要根据身体恢复情况，适当加强运动，以增加体质，提高肺的生理功能及身体的耐受能力。

d. 营造温度适宜的小环境，如在室内养些花草，经常洒水，以调节空气温度。

e. 新妈妈应努力保持平和心态，避免情绪受到刺激而"上火"。

室内温度和湿度把握好

秋季气候干燥，新妈妈容易出现口干咽燥、便秘等症状，所以要注意保持室内的温度和湿度。室内温度不高于25℃即可，湿度最好在50%～65%，不要低于40%。

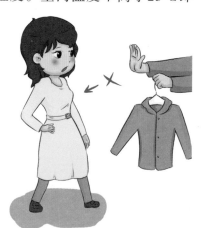

室内可以养些花草，勤洒水，或用加湿器，以调节室内湿度。夜间睡觉要关好门窗，入睡后务必盖一些衣被，以防受凉，诱发感冒、腹泻。

不过，秋季也要注意室内

通风。由于秋季气温下降，再加上新妈妈月子里怕风寒，因此许多家庭即使白天也门窗紧闭，这样做可能使室内污染加重，造成新妈妈上呼吸道疾病及头痛、头晕、流涕、恶心和胸闷等症状。因此，秋季天凉也要注意开窗换气，保持室内空气清新。

○ 秋季是腹泻的高发季节

许多秋季坐月子的新妈妈，都会有腹泻的情况。研究表明，秋季腹泻大多是病毒污染所致。经过炎夏的消耗，入秋后，人体的消化功能逐渐下降，肠道抗病力也减弱，稍有不慎，就可能发生腹泻。对于身体尚未恢复的新妈妈来说，身体就更容易成为腹泻侵袭的对象。因此，新妈妈秋季坐月子要谨防腹泻。

a. 预防秋季腹泻主要是防止着凉。新妈妈身体虚弱，如果再加上着凉，病毒就容易乘虚而入。

b. 新妈妈还应根据身体康复情况，科学进行产后运动，以改善胃肠的血液循环。

c. 要注意合理膳食，少吃多餐，注意食物品质及食品卫生，戒烟戒酒，以增强胃肠的适应能力。

d. 新妈妈务必要注意卫生，做好恶露及伤口的清洁护理，养成良好的居家卫生习惯。

○ 新妈妈上火了怎么办

秋季坐月子，新妈妈如果没有防好秋燥，就容易出现上火的情况。新妈妈上火不仅自己难受，也会通过乳汁影响宝宝，使宝宝很可能也跟着上火。

如果新妈妈上火了，也不要着急，只要新妈妈适当多喝点汤水，注意饮食调养，把握好房间的温度和湿度，保持平和的心态，上火的情况很快就会得到改善。

饮食专家提醒，新妈妈摆脱上火，可适当多吃一些下列食物。

✿ 蔬菜缓解上火

莲藕可清热生津，润肺止咳；芹菜能去肝火，解肺部郁热；白菜可清热除烦，利大小便；莴笋能清热顺气，润燥化痰；茭白可清热解毒，利尿解渴；百合能润肺止咳，清火安神。

✿ 水果缓解上火

除橘子、芒果、榴莲等热性水果外，苹果、桃、香蕉等水果都具有清热排毒的作用。对于一些出现口舌生疮、便干尿黄的新妈妈来说，荸荠、杨桃都是不错的选择。

✿温馨小贴士

新妈妈喝点绿豆汤或绿豆粥，能清热解毒、除烦解渴。不过，哺乳期的新妈妈不宜过量食用。

冬季

冬季室内环境很重要

冬季坐月子室内环境很重要。室内温度以20~25℃为宜，切忌忽高忽低。室内湿度以50%~65%为宜，较为便捷的方法是购买一台加湿器，如果同时具备除菌功能就更好了，也可以在地上放一盆水，或用湿拖把每天拖几次地。

还要特别注意保持室内空气清新。每天上午和下午至少保证开窗换气一次，每次15~20分钟。开窗换气时，可以先将新妈妈和宝宝转移到另一个房间里。通风换气后，等房间恢复到适宜的温度，再让新妈妈和宝宝回来。

此外，冬季室内绿色植物不宜过多。因为在光照适度的时候，室内的绿色植物就像一个天然氧吧。但当室内光照不足时，绿色植物就会跟新妈妈及小宝宝争夺氧气，排放出二氧化碳。因此，新妈妈冬季居住的室内还是少放或不放绿色植物为好。

冬季戴帽，胜过穿袄

冬季，许多新妈妈身上穿得很多，却不注意头部的保暖，这很不科学。俗话说："冬季戴帽，胜过穿袄。"这是有一定道理的。

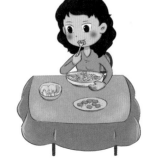

不戴帽子会破坏人体的热量平衡，研究结果表明，气温5℃时处于静止状态而不戴帽子的人，从头部散发的热量，为人体产生热量的1/3；在0℃时，为1/2；0℃以下时，为3/4。这说明气温越低，从头部散发的热量越多。

不戴帽子还会增加"热债"量，在热生理学中，把散热量多于产热量称为"热债"。一般来说，在"热债"不大于25千卡时，人体能基本维持舒适状态；达到80千卡时，人体就会有不舒服的冷感；当"热债"达到150千卡时，人体便会出现激烈的寒战。

所以，新妈妈冬季坐月子帽子必不可少。哪怕是薄薄的一顶帽子，对全身性保暖都会有裨益。

由于制帽材料的物理性能（导热性、吸湿性、透气性和保温性）及帽子的造型，对维护身体的热平衡均有影响，因此新妈妈选购帽子时，宜选透气性、保暖性强的棉帽和皮帽。帽子的造型以戴上后能包住前额，又能护住耳朵的形状为好。

🌸温馨小贴士

新妈妈冬季坐月子，不仅要注意头部保暖，还要注意腹部、背部和脚部保暖。尤其是脚部保暖，脚离心脏最远，血液供应慢而少，皮下脂肪层较薄，保暖性较差，一旦受寒，会反射性地引起呼吸道黏膜毛细血管收缩，使抗病能力下降，导致上呼吸道感染。

◯ 月子里能使用电热毯吗

冬季天气寒冷，有些新妈妈为了保暖会使用电热毯，殊不知电热毯易对新妈妈及宝宝的身体造成危害。

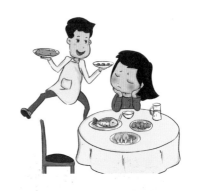

首先，电热毯像电脑一样，都有一定辐射，会对新妈妈及宝宝的身体造成影响，严重的甚至导致宝宝发育不良。

其次，冬季使用电热毯取暖，容易造成新妈妈体内水分蒸发过快，使新妈妈出现口干舌燥、上火少尿、精神萎靡等脱水症状，还容易使新妈妈出现血液浓缩，形成血栓。而对于宝宝来说，因为宝宝体温调节能力差，宝宝比新妈妈更容易出现身体脱水，严重时甚至可危及生命。

因此，新妈妈月子里最好不要使用电热毯，更不宜用电热毯为宝宝取暖。

◯ 冬季坐月子特别提醒

新妈妈冬季坐月子，除要留意温度、湿度等室内环境外，还要特别注意以下几点：

✖ 衣服及鞋袜的选择

冬季新妈妈最好选择比较宽松的纯棉衣服，穿着衣服的多少以新妈妈感觉冷暖适中为宜。文胸也应选择纯棉的，搭配开口的睡衣或毛衫，以方便哺乳且不易着凉。此外，为了保持心情愉悦，及对宝宝视觉发育的良好刺激，可选择一些色泽鲜艳、活泼可爱的家居服。

新妈妈宜选择厚底软鞋，而能将后跟围起来的保暖拖鞋也是不错的选择。此外，为了脚部保暖，新妈妈一定要穿棉袜，睡觉时也不必脱下。

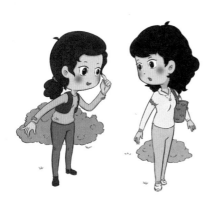

✦ 被子不要太厚、太重

冬季坐月子新妈妈还要注意被子不宜过厚、过重，应当比怀孕后期还要薄一点。被子宜选择棉质或麻质等轻柔透气的产品，每1~2周曝晒一次。

✦ 洗澡注意水温及防风

虽然冬季不会像夏季那样常出汗，但新妈妈月子里依旧会比普通人出汗多，因此新妈妈应适时洗澡以保持身体清洁。

洗澡时，室温宜保持在约20℃，水温35~40℃，洗澡时间5~10分钟。冬季沐浴必须密室避风，以免风邪入侵。洗完澡要立即擦干身体，及时将衣服穿好，还要第一时间将头发吹干。

第2章

产后常见
疾病防治

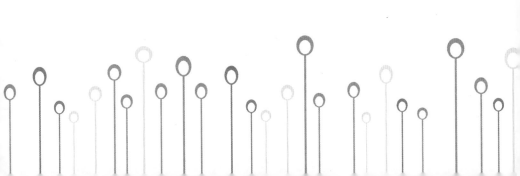

产后出血

什么是产后出血

新妈妈分娩后，如果阴道出血量达到或超过500毫升，称为"产后出血"。

产后出血属于产科严重的并发症，可能是早发性的，即产后24小时内，多见于产后两小时内；也可能是晚发性的，即产后24小时后，多见于产后1～2周，也有发生在产后6～8周的。

产后出血的发生率约占分娩总数的2%，严重者可发生休克，抢救不及时可造成死亡。产后出血还使新妈妈抵抗力下降，易引发产褥感染，及留有后遗症。因此，新妈妈必须积极预防产后出血。

为什么会出现产后出血

产后出血常见的原因有子宫收缩乏力、胎盘滞留、软产道裂伤及凝血功能障碍，四大因素可合并存在。

✦ 子宫收缩乏力

这是产后出血最常见的原因（约70%），属于早发性产后出血。正常情况下，胎盘剥离子宫后，创面必须依靠子宫肌肉层的收缩、压迫子宫内的小血管形成栓塞，从而达到止血效果。如果分娩时，出现羊水过多、胎儿过大、多胞胎，造成子宫扩张过大，或因催产时间太长、产程过久，造成子宫乏力，都会影响宫缩，使宫缩乏力，从而导致不能顺利止血。

✹ 胎盘滞留

这是产后出血的重要原因（约20%）。胎盘是母体向胎儿输送养分的地方，紧紧附着于子宫内壁。当胎儿分娩后，子宫内压力会快速下降，同时缩宫素会刺激子宫收缩，阻断子宫与胎盘之间的血流，从而导致胎盘在胎儿分娩后不久与子宫发生剥离。但有时候胎盘没有完全剥落，这时就会出现一部分胎盘残留在子宫内，从而引起产后出血。

✹ 软产道裂伤

软产道包括子宫下段、宫颈、阴道及外阴，每位产妇在分娩过程中软产道均会有不同程度的损伤。软产道裂伤是造成产后出血的重要原因。这种情况造成的出血，往往失血速度快，常常在伤口缝合还没有完成时就需要输血。但有时出血也发生在产后病房里，这时虽然伤口外观没有出血，但裂伤深处却有血肿。

✹ 凝血功能障碍

相对来说，这是产后出血较少见的原因。如产妇患有血液病、重症肝炎等，都可影响凝血功能，容易造成产后出血。

⊙ 如何积极预防产后出血

做好产后出血的预防，可以大大降低其发病率。其实，对于产后出血的预防，主要靠产科医生，新妈妈只要调整好情绪，积极配合即可。

✦ 孕期预防

孕早期开始产前健康检查，不宜妊娠者应及时终止妊娠；对于具有较高产后出血危险的产妇，如多孕者、多产者、曾有多次宫腔手术者、患有血液病者等，提前做好应对的准备工作。

✦ 产期预防

分娩时应注意休息，及时补充水分；有较高业务水平的医生在场守候；指导产妇适时及正确使用腹压；接产技术操作规范，正确引导胎头、胎肩等顺利娩出；已有宫缩乏力者，滴注催产素，以增强子宫收缩，减少出血；准确收集并测量产后出血量，检查胎盘是否完整及子宫收缩情况等。

✦ 产后预防

胎盘娩出后，产妇应继续留在产房内观察两小时，医生密切关注产妇的生命指征、阴道出血、宫缩等情况；产妇移到病房后，医生应定期巡视，发现问题及时处理；新妈妈应尽早哺乳，以促进子宫收缩；新妈妈产后应密切关注阴道的出血情况，尤其是产后24小时内更应警惕，如果发现异常，及时向医生报告；此外，新妈妈产后，要注意加强营养，合理运动，保持心情舒畅，以促进身体的康复。

⌒ 产后出血健康食谱推荐

对于产后身体虚弱及产后出血的新妈妈来说，饮食是较好的调理方式。以下介绍几款帮助产后新妈妈有效化瘀止血、补益身体的健康食谱：

红糖桃仁粳米粥

原料：粳米100克，桃仁30克，红糖适量。

做法：

（1）粳米洗净；桃仁去皮尖，洗净。

（2）锅中放适量清水，加粳米、桃仁一起煮粥。

（3）粥熟以后，加适量红糖调味即可。

— 推荐理由 —

> 桃仁具有活血祛瘀、润肠通便、止咳平喘的作用，红糖是新妈妈产后补血佳品。这款粥具有化瘀止血、养血益胃的功效。

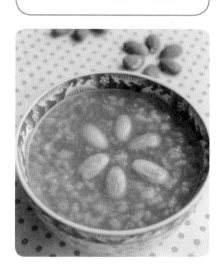

三色补血汤

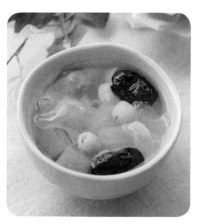

原料：南瓜150克，莲子20克，银耳两朵，红枣12粒，冰糖适量。

做法：

（1）南瓜去皮，切块；莲子洗净，去心；银耳温水泡30分钟；红枣洗净。

（2）锅中放适量清水，放入莲子、银耳炖煮15分钟。

（3）放红枣再煮5分钟，放南瓜煮至软烂，最后加冰糖调味即可。

— 推荐理由 —

> 这款汤味道甘甜，特别合适产后新妈妈食用，不仅可补血益气，还可增加皮肤弹性，使新妈妈脸色红润有光泽。

三七莲藕蛋羹

原料：三七末3克，莲藕200克，鸡蛋1个。

做法：

（1）莲藕去皮，洗净，切碎，取汁备用。

（2）鸡蛋打入碗中，搅拌均匀；加入藕汁和三七末，拌匀后隔水炖熟即可。

推荐理由

莲藕不仅营养丰富，其富含的维生素K具有收缩血管的作用。三七具有活血化瘀、止血补血的功效。这款羹可凉血、止血、化瘀，非常适合产后出血的新妈妈食用。

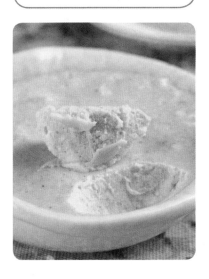

桂圆红枣花生汤

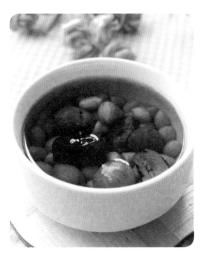

原料：桂圆40克，红枣30克，带皮花生50克，红糖适量。

做法：

（1）红枣洗净、去核，花生洗净，桂圆去皮、核。

（2）桂圆、红枣、花生放入锅中，加适量清水大火煮沸，改小火炖熟，加适量红糖调味即可。

推荐理由

桂圆益心脾、补气血，具有良好的补益作用。红枣、花生是产后补血佳品。这款汤可健脾开胃、补气养血，尤其适合产后出血或贫血的新妈妈食用。

产褥感染

a 月子里小心产褥感染

产褥感染是由于致病细菌侵入产道而引发的感染，是新妈妈产褥期易患且较为严重的疾病之一，发病率为1%~7.2%。

新妈妈产后身体抵抗力下降，而且子宫腔内胎盘附着部位遗留下一个很大的创面，子宫颈、阴道和外阴部可能受到不同程度的损伤，这些创伤都给致病细菌提供了侵入机会。

细菌侵入后，轻则引起会阴、阴道感染，局部出现红肿、化脓等炎症反应。如果感染发生在子宫内，则可能引起子宫内膜炎或子宫肌炎，导致子宫复旧不好，发烧，恶露增多且有臭味。如果治疗不及时，新妈妈可出现寒战、高热，伴下腹疼痛。

感染进一步发展，可扩散到子宫旁组织器官，引起盆腔结缔组织炎、腹膜炎、急性输卵管炎等，表现为感染加重，子宫旁有明显的压痛，有时输卵管、卵巢可能化脓。如果细菌进入血液，则可能发生脓毒血症、败血症，可有高热、寒战，严重时可引起中毒性休克，严重威胁新妈妈的生命。

上述是产褥感染近期导致的结果。从长远来看，产褥感染后，由于生殖器官感染的结果，使输卵管可能引起粘连、堵塞，甚至发生积水、积脓，容易导致不育，或引起宫外孕的发生。因此，新妈妈月子里要务必小心产褥感染。

各类产褥感染的主要表现

产褥感染最常见的临床表现为发热、腹痛及恶露异常。但由于炎症反应的程度、范围及部位的不同，临床表现也有所不同。

急性外阴、阴道、宫颈炎

常由于分娩时会阴损伤所致，表现为局部灼热、坠痛、肿胀，炎性分泌物刺激尿道，可出现尿痛、尿频、尿急。

急性子宫内膜炎、子宫肌炎

病原体经胎盘剥离面侵及蜕膜为子宫内膜炎，侵及子宫肌层为子宫肌炎。临床表现为产后3~4天开始出现低热、下腹疼痛及压痛、恶露增多且有异味，如果病情加重可出现寒战、高热、头痛、心率加快等症状。

急性盆腔结缔组织炎、急性输卵管炎

多继发于子宫内膜炎或宫颈深度裂伤，病原体侵及宫旁组织，并延及输卵管。临床主要表现为一侧或双侧下腹部持续疼痛，子宫周围有明显压痛，常伴有寒战和高热。炎症可形成盆腔脓肿，向上扩散可累及腹腔。

急性盆腔腹膜炎、弥漫性腹膜炎

炎症扩散累及子宫周围组织，形成盆腔腹膜炎，继续发展为弥漫性腹膜炎。出现全身中毒的症状，高热、寒战、恶心、呕吐、腹胀、下腹剧痛等。如果病情不能彻底控制，可发展为慢性盆腔炎。

✦ 血栓性静脉炎

尤其是厌氧菌和类杆菌造成的感染极易导致血栓性静脉炎。其中盆腔血栓性静脉炎，多为单侧，多发生在产后1～2周，临床表现为继子宫内膜炎后出现寒战、高热，且反复发作；下肢血栓性静脉炎多为单侧，表现为下肢持续性疼痛，局部静脉压痛或包块，血液循环受阻，下肢水肿，皮肤发白。

✦ 脓毒血症、败血症

如果细菌进入血液，可引起脓毒血症、败血症，可导致肺、脑、肾脓肿，甚至出现栓塞危及生命。

✎ 必须谨慎预防产褥感染

产褥感染严重威胁新妈妈的健康，因此月子里必须积极预防产褥感染。简单来说，新妈妈预防产褥感染应分为产前、产时和产后三个时间段。

✦ 产前

准妈妈要做好孕期检查，及时补充营养，防治贫血；注意孕期卫生，妊娠晚期避免盆浴及性生活；及早发现妊娠中毒症及其他并发症，预防和治疗细菌性阴道炎和霉菌性阴道炎。

✦ 产时

临产时，注意休息，避免过度疲劳，以免身体抵抗力下降；如果胎膜早破过久，或产程过长，应给予抗生素预防感染；接生医生要经过严格训练，接生时注意无菌操作，避免把细菌带入产妇体内。

✖ 产后

产后要注意卫生，保持外阴清洁；适时下床活动，月子里根据身体恢复情况加强锻炼；产后要加强营养，以增强身体的抗病能力；月子里要多喝一些汤水，以促进排尿、预防便秘；重视产后检查，产后6周内避免性生活。

a 产褥感染健康食谱推荐

产褥感染的新妈妈，应以营养、清淡、易消化食物为主，千万不要吃生冷、油腻、辛辣刺激的食物。以下介绍几款适合产褥感染新妈妈食用的健康食谱：

金针豆腐汤

原料：豆腐150克，金针菇100克，香菜10克，肉汤、胡椒粉和食盐各适量。

做法：

（1）豆腐洗净、切块，金针菇洗净，香菜洗净、切段。

（2）锅中加适量肉汤，煮沸后放入冻豆腐和金针菇，加适量食盐和胡椒粉调味，继续煮沸后撒上香菜段即可。

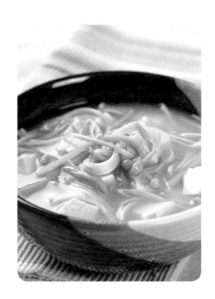

推荐理由

这款汤滋味鲜美，质地软嫩，含有丰富的钙、铁、磷等多种矿物质和维生素，能有效帮助新妈妈补益身体。

红枣枸杞瘦肉汤

原料：红枣10粒，枸杞10克，猪瘦肉200克，姜、盐各适量。

做法：

（1）红枣去核，洗净；枸杞洗净；姜洗净，切片；猪瘦肉洗净，切丁，余水待用。

（2）锅中放适量清水，放入姜片、红枣、枸杞、猪瘦肉大火煮沸，改文火炖30分钟，加适量盐调味即可。

⌐ 推荐理由 ⌐

　　红枣可补益气血，枸杞润肺滋肾、补虚止咳，猪瘦肉富含优质蛋白质。这款汤可补气养血、增强体质。

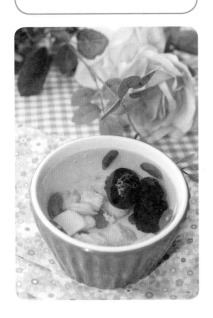

玉米牛肉羹

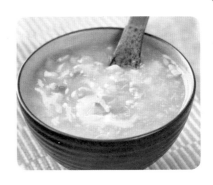

原料：牛肉100克，玉米粒100克，鸡蛋1个，香菜、姜、盐、食用油、淀粉各适量。

做法：

（1）鸡蛋打入碗内，用筷子打散搅匀；香菜、姜洗净，切碎。

（2）牛肉洗净，控去水分，剁成肉末，加盐、淀粉，腌渍10分钟。

（3）食用油入锅烧热，将牛肉末炒至将熟，控去油及血水。

（4）锅内加适量水，放入姜末、玉米粒，约煲20分钟；下盐调味，用淀粉水勾芡成稀糊状。

（5）放入牛肉末，搅匀，煮滚，再下鸡蛋拌匀，撒上香菜即可。

⌐ 推荐理由 ⌐

　　玉米中含有多种营养素，与牛肉搭配弥补了其氨基酸种类不全面的缺点。这款羹营养丰富，可帮助新妈妈提高免疫力。

黄豆排骨蔬菜汤

原料：黄豆200克，排骨300克，西蓝花50克，香菇50克，盐适量。

做法：

（1）西蓝花洗净，撕成小朵；香菇洗净，切成两半备用。

（2）排骨洗净，剁块；黄豆洗净，与排骨一起倒入开水中略烫片刻，捞出控水。

（3）锅中加适量清水，倒入排骨和黄豆，开武火煮沸后改文火熬煮。

（4）待豆熟肉烂后倒入西蓝花和香菇，加盐调味，继续煮沸即可。

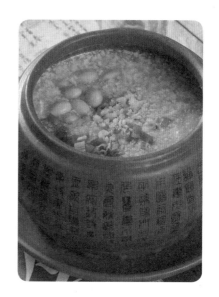

推荐理由

排骨含有大量的蛋白质、脂肪、维生素、磷酸钙、骨胶原、骨黏蛋白等营养物质，可为新妈妈提供丰富的营养素，具有滋养补血的功效。这款炖菜可强筋壮骨、开胃防病。

产后便秘

新妈妈易被便秘困扰

新妈妈一般在产后2～3天就会排便，如果超过3天仍没有排便，或排便时干燥疼痛、难以解出，那么新妈妈就已经被便秘困扰了。便秘是新妈妈产后常见病之一。

那么，新妈妈为什么容易被便秘困扰呢？

a. 产后肠胃功能下降，蠕动缓慢，肠内容物停留时间过长，水分被过度吸收。

b. 怀孕期间，腹壁和骨盆底的肌肉收缩力量不足。

c. 分娩晚期，新妈妈会阴和骨盆或多或少的损伤，通过神经反射，抑止排便动作。

d. 饮食过于讲究营养，缺乏膳食纤维，食物残渣减少。

e. 产后卧床时间过长，活动量太少，再加上许多新妈妈不习惯在床上排便。

🌸温馨小贴士

如果新妈妈分娩3天后依旧没有排便迹象，就可能已经患了暂时性便秘，医生可能会推荐使用一种通便剂。在度过初期的暂时性便秘后，新妈妈应注意身体的自然反应，一有需要就去排便。

a 产后便秘的6大危害

新妈妈千万不要忽视便秘所带来的危害，否则如果长期被便秘困扰，会影响产后身体恢复，甚至造成疾病，还会连累宝宝的健康。概括而言，产后便秘主要有以下6大危害：

✦ 食欲减退

便秘的新妈妈会感到腹中胀满，从而严重影响食欲。长期食欲减退，会导致新妈妈营养不良、贫血、缺钙等。

✦ 毒素蓄积

粪便在肠道停留过久，其中一些毒素逐渐蓄积，难免有一部分被肠壁吸收，从而影响新妈妈的健康，甚至会引起轻度毒血症。

✦ 诱发肛裂

产后便秘容易诱发肛裂。肛裂的主要症状是便后疼痛，严重者便后疼痛可持续数小时，因而使新妈妈更加恐惧排便，结果粪便停留腔内时间更久、更干燥，从而形成恶性循环。

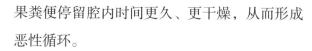

✦ 引起痔疮

便秘的持续造成盆腔和肛周血液回流障碍，时常会引起不同程度的痔疮。痔疮导致肛门红、肿、痛，新妈妈会因此而恐惧排便，从而使便秘更加严重。

分泌失调

长期便秘会造成内分泌失调，导致月经周期紊乱、皮肤色素沉着，产生黄褐斑及痤疮等，还会增加患乳腺疾病的风险。

情绪烦躁

月子里的新妈妈正处于一个心理敏感期，便秘更容易造成情绪的异常反应，易导致新妈妈情绪低落、心烦意乱、急躁易怒、悲伤哭泣。可以说，便秘是新妈妈心理健康的一个潜在敌人。

缓解便秘的细节注意

新妈妈如果患了产后便秘，首先要树立战胜便秘的信心，其次注意一些月子里健康生活的小细节。新妈妈会惊喜地发现，便秘在不知不觉中已经好了。

不要久坐不动

新妈妈产后不要长时间卧床，而应适时活动，如产后8小时可以在床上坐一会儿，产后12小时可以下床，产后24小时可以下床做一些轻微活动，产后第2天起可以做一些简单的产褥操。新妈妈月子里适当运动，既有利于恶露排出，也有助于肠道恢复蠕动，能有效预防和改善便秘。

✹ 调整膳食结构

新妈妈月子里的饮食，要尽量做到营养均衡、荤素搭配、粗细结合，远离辛辣、刺激性食物。新妈妈在吃肉类、蛋类食物的同时，要特别注意适当摄入含膳食纤维多的新鲜蔬菜和水果。此外，新妈妈宜适当多喝汤水，可以起到润滑肠道、促进排便的作用。

✹ 简单骨盆运动

见"产褥操轻松做——骨盆运动"。运动次数和强度视新妈妈身体恢复情况而定，最好事先询问医生。只要方法得当，并持之以恒，便秘治疗的成功率可达70%。

✹ 保持平和心态

不良情绪会使胃酸分泌量下降、肠胃蠕动减慢，从而易导致便秘或加重便秘症状。因此，新妈妈月子里要注意保持心情舒畅，避免不良的精神刺激。

✹ 药物辅助排便

对于便秘严重的新妈妈，可在医生指导下，使用一些辅助排便的药物，如轻泻药果导片、外用药开塞露等。

◑ 产后便秘健康食谱推荐

对于产后便秘来说，新妈妈在注意上述缓解便秘生活细节的同时，还可以借助饮食疗法，既改善了便秘，又加强了营养，可谓一举两得。以下介绍几款防治产后便秘的健康食谱：

香蕉牛奶羹

原料：香蕉100克，牛奶250克。

做法：

（1）香蕉去皮、切块，倒入搅拌机中搅打均匀，倒入碗中备用。

（2）锅中倒入牛奶，煮热后倒入香蕉末，搅拌均匀即可。

推荐理由

香蕉经常食用不仅可润肠通便、生津止渴，还可缓和胃酸的刺激、保护胃黏膜。牛奶具有生津润肠、益肺胃、补气血等作用。这款甜汤可用于养胃通便、生津补血。

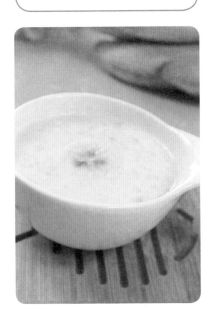

玉米花菜汤

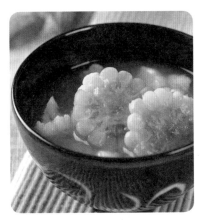

原料：花菜300克，玉米100克，食用油、香油、水淀粉、盐各适量。

做法：

（1）玉米洗净，捞出、控去水分；花菜掰成小块，洗净后倒入开水中焯熟，捞出、放凉、控去水分备用。

（2）锅中加适量食用油，烧热后倒入花菜翻炒片刻，倒入玉米和适量清水，加盐调味，煮沸。

（3）用水淀粉勾芡，淋入香油即可。

推荐理由

玉米具有调中开胃、益肺宁心、清湿利肝等功效，富含的纤维素含量可刺激胃肠蠕动，加速粪便排泄。花菜具有补脾和胃、补肾填精、健脑壮骨的功效，质地细嫩易于消化。这款菜用于健脾开胃、通便润肠、健脑益智。

清炒小白菜

原料：小白菜300克，葱、姜各10克，食用油、盐各适量。

做法：

（1）小白菜洗净，切成小段，备用。

（2）锅中放适量花生油，烧热后放入姜，炒至出香气后放入小白菜段用旺火炒至六成熟，然后加入适量的酱油和盐，再翻炒均匀出锅装盘，撒上葱花即可。

推荐理由

小白菜含有多种维生素和矿物质，能维持骨骼和牙齿的健康，加速人体新陈代谢和增强机体造血功能，所含的大量膳食纤维具有促进肠胃蠕动、防治便秘的作用。这款菜可用于宽肠通便、壮骨瘦身。

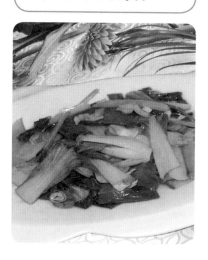

芹菜茭白汤

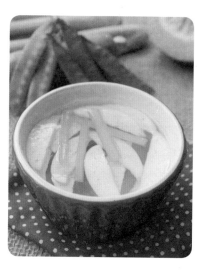

原料：芹菜50克，茭白100克，香油、盐各适量。

做法：

（1）芹菜去叶及须根，洗净，切段；茭白洗净，切片。

（2）芹菜、茭白一起放入锅中，加适量清水同煮。

（3）待食材熟后，加盐调味，最后淋少许麻油即可。

推荐理由

芹菜、茭白富含膳食纤维，新妈妈月子里食用，可加快肠道内食物残渣的排空速度，缩短食物中有毒物质在肠道内的滞留时间。这款汤可防治产后便秘、降压除烦。

产后乳腺炎

什么是产后乳腺炎

产后乳腺炎是产褥期常见疾病之一，多为急性，常发生于产后一个月内。产后乳腺炎的发病原因主要有：

✹ 乳汁瘀积

乳汁瘀积有利于入侵细菌的生长繁殖。主要原因有：有些新妈妈乳头发育不良，如乳头内陷，妨碍哺乳；乳汁过多，新妈妈没有将乳房内多余乳汁排空；乳腺管不通，乳汁瘀积在乳房内。

✹ 细菌入侵

以金黄色葡萄糖球菌最为常见。新妈妈乳头内陷时，宝宝吸吮困难，易造成乳头周围皮肤的破损，使细菌侵入；宝宝口腔内有炎症，也可连累新妈妈，使细菌侵入蔓延至乳管，继而扩散至乳腺间质引起化脓性感染。

警惕产后乳腺炎的症状

产后乳腺炎初起时，常有乳头皲裂，新妈妈哺乳时会感觉乳头刺痛，伴有乳汁瘀积不畅或结块。继而乳房局部肿胀疼痛，结块或有或无，伴有压痛，局部皮肤或有微红、微热。全身症状不明显，或伴有恶寒、发热、胸闷、头痛、烦躁、食欲不振等。如有乳腺炎症状，应及早诊治。

如果没有及时治疗，炎症肿块会在数天内软化，形成乳房脓肿。此时，乳房肿块不消或逐渐增大，局部疼痛加剧，或有搏动性疼痛，甚至持续剧烈疼痛，伴有明显触痛，局部皮肤发红、灼热，并伴有发热、口渴、恶心、厌食、同侧腋窝淋巴结肿大压痛。到乳房红肿热痛10天左右，乳房肿块逐渐变软，压痛明显，乳房形成脓肿，全身症状加剧。

当急性脓肿成熟时，可自行破溃出脓，或手术切开排脓。若脓出通畅，则局部肿消痛减，发热、怕冷症状消失，疮口逐渐愈合；若溃后脓出不畅，肿势不消，疼痛不减，身热不退，可能形成袋脓，或脓液波及其他乳络形成乳痛。亦有溃后乳汁从疮口溢出，久治不愈，形成乳漏。

患上乳腺炎还能喂奶吗

新妈妈哺乳期如果患上了乳腺炎，初期请不要停止哺乳，因为停止哺乳不仅影响宝宝的喂养，还会增加乳汁瘀积的机会。因此，新妈妈在感到乳房疼痛、肿胀或局部皮肤发红时，不仅不要停止喂奶，还要勤给宝宝喂奶，让宝宝尽量把乳房里的乳汁吃干净。

新妈妈在给宝宝喂奶时，不能每次都吃空发炎乳房的奶，就使用吸奶器排空乳房。如果新妈妈觉得乳房实在疼痛难忍，可以尝试着将乳汁挤出来煮沸消毒后装在奶瓶里给宝宝喝。

当乳腺局部化脓时，新妈妈患侧乳房应停止哺乳，并及时将患侧乳房排空，以使乳管通畅。此时，宝宝可以吃另一侧健康的乳房。但如果新妈妈乳房感染严重或发生乳痈、乳漏时，可遵照医嘱停止哺乳。

○ 预防产后乳腺炎8要点

新妈妈哺乳期一旦患上乳腺炎，不仅给自己的身心带来痛苦，也影响宝宝的喂养。因此，新妈妈月子里要谨慎预防乳腺炎。

新妈妈饮食防治乳腺炎，首先要远离油腻、辛辣、燥热的食物，如肥肉、油条、花椒等。其次可适当多吃一些通乳食物，如猪蹄、鲫鱼、丝瓜、赤小豆、花生、芝麻等。以下介绍几款防治产后乳腺炎的健康食谱：

a. 及时清除乳头表面的垢痂，以免乳汁排出不畅，造成乳汁瘀积。

b. 掌握正确的哺乳姿势，每次哺乳时，让宝宝含住大部分乳晕，而不要只含乳头。

c. 如果宝宝未能吃空乳房，可用手或吸奶器将乳房排空，不要让乳汁瘀积在乳房内。

d. 如果发生乳汁瘀积，可局部热敷，也可做乳房按摩。

e. 注意乳房清洁护理，不要用香皂清洗乳房，用温水即可。每次哺乳后，应清洁乳房。

f. 不要让宝宝含着乳房睡觉，以免咬破乳头而诱发感染。

g. 如果乳头皲裂严重，可涂外用药膏，喂奶时用手或吸奶器将乳汁吸出，将乳汁用奶瓶喂给宝宝，等伤口愈合后再直接喂奶。

h. 一旦发现乳房肿胀疼痛，局部皮肤红热，应引起警惕，要及时就医，将乳腺炎消灭在起始阶段。

> 💠温馨小贴士
>
> 　　新妈妈预防乳腺炎关键在于防止乳房瘀积，保持乳房清洁，避免乳房损伤。此外，新妈妈还应注意饮食调养，多喝汤水，保持心情舒畅，保证充足睡眠。

薏苡仁红豆汤

原料：薏苡仁30克，红豆30克。

做法：

（1）薏苡仁、红豆洗净备用。

（2）锅中加适量清水，倒入薏苡仁和红豆，大火煮沸后改小火熬煮30分钟，盛出后分次食用。

> 推荐理由
>
> 　　这款汤可通乳、清热、利湿，尤其适合乳汁瘀积型急性乳腺炎的新妈妈食用。

蒲公英粥

原料：蒲公英60克，粳米100克。

做法：

（1）蒲公英洗净，切碎；粳米洗净。

（2）蒲公英加适量水煎煮，去渣取汁。

（3）锅中加适量水，放入粳米熬煮。

（4）大火煮沸后，加入蒲公英汁，小火煮熟即可。

> 推荐理由
>
> 　　蒲公英有"天然抗生素"的美誉，具有清热解毒、消痈散结、通淋止痛的作用。这款粥可清热解毒、消肿散结，尤其适合患急性乳腺炎或尿路感染的新妈妈食用。

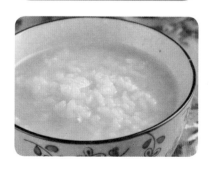

油菜粥

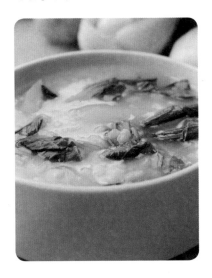

原料：油菜200克，粳米50克。

做法：

（1）油菜洗净，切块；粳米洗净备用。

（2）锅中加适量清水，倒入粳米和油菜，大火煮沸后改小火熬煮成粥即可。

推荐理由

这款粥可清热解毒，尤其适合患有脓肿型急性乳腺炎的新妈妈食用。

金针猪蹄汤

原料：猪蹄1只，金针菇100克，姜片、葱段、黄酒、盐各适量。

做法：

（1）猪蹄去毛洗净，用热水焯一下取出，然后用清水冲洗，再放入锅中加适量水炖煮。

（2）待猪蹄五分烂时，加金针菇、黄酒、盐、姜片、葱段同煮。

（3）大火煮沸，改文火炖至猪蹄熟烂即可。

推荐理由

金针菇含有丰富的蛋白质、粗纤维、B族维生素，而且含锌量较高，其所含的草菇多糖等物质具有提高人体免疫力、抗菌消炎、防御肿瘤的作用。猪蹄富含胶原蛋白，是产后通乳的好食材。这款汤鲜而不腻，适用于产后乳汁不足及产后乳腺炎。

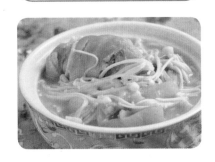

产后忧郁症

新妈妈易被抑郁症困扰

调查显示，许多新妈妈在产后会出现焦虑、不安、情绪低落，容易发生产后抑郁。发生抑郁前，新妈妈常有产后心理适应不良、睡眠不足、照料宝宝过于疲劳等情况出现，但大多程度较轻，且对新妈妈的生活及哺乳等没有什么影响，属于一种正常的情绪反应。

而产后抑郁症则不同，其程度比较严重，是由生理、心理、社会等多方面因素作用而产生的情感性精神病。一般多在产后2周内发病，至产后4～6周症状明显。

> 🌸温馨小贴士
>
> 临床发现，产后2周内，50%～70%的新妈妈出现轻度抑郁症状，10%～15%的新妈妈患产后抑郁症。产后一个月内，抑郁障碍的发病率是正常女性的3倍。

为什么产后易患抑郁症

引起产后抑郁症的原因比较复杂，但主要是产后神经内分泌和社会心理因素的影响。一般来说，产后抑郁症的产生主要有以下几个因素：

✴ 体内荷尔蒙的变化

妊娠后期，准妈妈体内雌激素、黄体酮显著增高，皮质类固醇、甲状腺素也有不同程度增加。新妈妈分娩后，这些激素突然迅速撤退，雌激素、黄体酮水平迅速下降，导致脑内和内分泌组织的儿茶酚胺减少，从而影响高级脑活动。

✴ 其他生理因素

如新妈妈产后伤口太疼，产后患有某些疾病（如产褥感染），照顾宝宝的压力过大，夜晚睡眠不足等。

✴ 心理社会因素

如生产过程引起过度害怕和惊慌，不适应角色和生活习惯的转变，新妈妈心智不成熟或个性内向，夫妻感情不好，婆媳关系不和等。如家庭经济状况差，住房困难，亲友态度冷漠等。

> 🌸温馨小贴士
>
> 研究发现，这些新妈妈易患产后抑郁症：没有做好孕产准备的新妈妈；怀孕期间常出现情绪失控现象者；怀孕期间有抑郁史者；年龄过小者；受教育程度不高；未婚的单亲妈妈；新妈妈出生于单亲家庭；经济状况差、住房困难者；怀孕期间，与丈夫或婆婆关系不好，缺乏家人关心者。

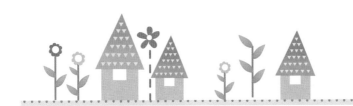

a · 产后抑郁症有哪些表现

以下是产后抑郁症最常见的几个症状，如果新妈妈符合不少下列症状，且持续时间超过2周，那么新妈妈就要引起重视，务必及时向医生寻求帮助。

a. 白天情绪低落，夜晚情绪高涨，呈现昼夜颠倒的现象。

b. 几乎对所有事物失去兴趣，感觉生活无趣无味，活着等于受罪。

c. 食欲大增或大减，新妈妈体重增减变化较大。

d. 睡眠不佳或严重失眠，因此白天昏昏欲睡。

e. 精神焦虑不安或呆滞，常为一点小事而恼怒，或几天不言不语。

f. 身体异常疲劳或虚弱状态。

g. 思想不能集中，语言表达紊乱，缺乏逻辑性和综合判断能力。

h. 有明显的自卑感，常常不由自主地过度自责，对任何事都缺乏自信。

i. 有反复自杀的意念或企图。

新妈妈积极预防产后抑郁

对于新妈妈来说，产后抑郁症重在预防，新妈妈要做好生活方式调适及心理调节。当然，新爸爸及家人要给予新妈妈更多理解、关心和支持。

✦ 生活调适

a. 新妈妈要有足够的耐心和爱心，多学习一些哺乳、育儿的知识，避免遇到事情手足无措、紧张慌乱。

b. 新妈妈要保证合理的饮食，适当多吃营养丰富的食物，同时注意创造一个安静、舒适、健康的休养环境。

c. 疲劳和缺乏睡眠容易导致情绪低落，新妈妈要注意休息，协调好自己与宝宝的休息时间。

d. 保持良好的生活习惯，根据身体恢复情况积极锻炼。天气好的时候，可以带宝宝一起到户外走走，呼吸新鲜空气，感受温暖阳光。

e. 照顾宝宝会占用新妈妈较多时间和精力，新妈妈要学会寻求丈夫、家人的帮助。

f. 注意与他人分享自己的感受，可以经常与丈夫聊聊天，或向信任的朋友进行倾诉。

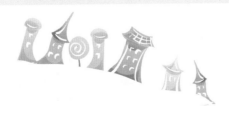

⭐ 心理调适

a. 培养自信、乐观、积极、健康的性格，采取积极的认知、情绪和行为模式，提高对环境的适应能力。学习避免消极的应对方式，如自我否定、悲观消极、回避问题、情绪化等。

b. 学会热爱生命。对宝宝的到来，抱有一颗感恩之心。

c. 新妈妈要做好母亲角色的转换，肩负起抚育宝宝的责任。要有足够的心理准备，克服损失感，如失去一些自由和娱乐、失去苗条身材等。

d. 对自己、对丈夫、对孩子的期望值要实际，对生活的期望也要实际，努力增加幸福感和责任感。

e. 放弃完美主义的想法，不要迫使自己做所有事情，不要期望每一件事都十全十美。

⭐ 家人帮助

家人的关爱，是预防、减轻、消除产后抑郁症的一味良药，因此家人请不要总围着孩子转，也要多关心新妈妈，尤其是新爸爸要多陪妻子聊聊天，关心其生活，一旦发现妻子情绪低落，要及时帮助调节。

🌸温馨小贴士

新妈妈一旦患上产后抑郁症，必须积极治疗。通过专业医师的心理治疗，可帮助新妈妈增强自信心，提高自我评价意识。如果新妈妈的病情比较严重，可以考虑药物治疗，如今可供选择的药物很多，新妈妈必须在专业医师的指导下服药。

◎ 产后抑郁症健康食谱推荐

新妈妈月子里，在注意加强营养的同时，要注意适当多吃些含维生素及矿物质丰富的食物。研究发现，新妈妈如果缺乏维生素B_1，容易脾气暴躁、困倦乏力、神经过敏、喜怒无常；维生素B_6摄入不足，容易出现兴奋不安，还可导致头痛、急躁、困倦、易激动等症状；缺锌可影响人的性格行为，引起抑郁、情绪不稳。以下介绍几款防治产后抑郁症的健康食谱：

香蕉虾仁

原料：香蕉300克，虾仁100克，鸡蛋清50克，葱5克，姜5克，食用油、白糖、酱油、料酒、淀粉、盐各适量。

做法：

（1）虾仁洗净，沥去水分，加适量料酒，搅拌均匀，腌渍片刻后加适量淀粉，用手抓匀备用。

（2）香蕉去皮、切块，沾满淀粉后放入鸡蛋清中，沾满蛋清备用；葱洗净、切段；姜洗净、切末。

（3）锅中加适量食用油，烧至四成热，放入处理好的香蕉块炸熟，盛出备用。

（4）锅中加适量食用油，烧至四成热，下葱段和姜末炝锅，香气四溢后倒入香蕉块和虾仁，翻炒，加适量白糖、酱油、盐调味，最后用水淀粉勾芡即可。

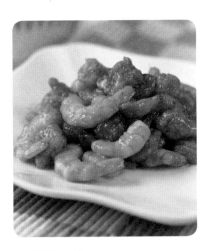

推荐理由

香蕉富含维生素B_6，还含有一种称为生物碱的物质，可以振奋人的精神和提高信心。虾仁富含优质蛋白质，还含有氨基酸、钙、铁、镁、锌等营养物质。这款菜可为新妈妈带来好心情。

香菇豆腐

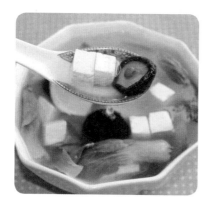

原料：水发香菇100克，豆腐300克，食用油、酱油、盐、水淀粉各适量。

做法：

（1）香菇洗净，去蒂；豆腐洗净，切长条。

（2）锅中放适量食用油，烧热后放入豆腐，用文火煎至金黄。

（3）放香菇，放酱油、盐调味，加适量水炖煮，待熟后用大火收汁、勾芡即可。

推荐理由

香菇含有大量对人体有益的营养物质，具有高蛋白、低脂肪、多维生素等特点，素有"植物皇后"的美誉。豆腐富含多种人体必需微量元素，还含有糖类、丰富的优质蛋白，其消化吸收率达95%以上。这款菜清香味鲜，有助于新妈妈摆脱郁闷情绪。

桃仁鸡丁

原料：核桃仁30克，鸡肉100克，姜片、食用油、酱油、盐各适量。

做法：

（1）核桃仁去皮，炸熟；鸡肉洗净，切丁，用少许酱油、盐腌渍片刻。

（2）将鸡丁放入热油锅中，翻炒熟透，捞出控油。

（3）将姜片放入油锅中爆香，放入鸡丁、核桃仁、少许盐一起翻炒片刻即可。

推荐理由

核桃仁中具有多种抗抑郁营养素，与鸡丁搭配相得益彰。这款菜酥香咸鲜，不仅营养丰富，而且有助新妈妈缓解不良情绪。

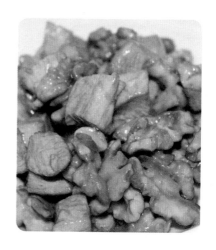

蛤蜊菠菜炒蛋

原料：

蛤蜊300克，鸡蛋150克，菠菜150克，姜末、葱末、食用油、香油、盐各适量。

做法：

（1）菠菜洗净，放沸水锅中略焯，捞出沥去水分，切段；蛤蜊洗净，放入沸水锅中煮至开口，捞出蛤蜊，留汤备用，蛤蜊剥壳去沙。

（2）鸡蛋打散制成蛋液，加葱花、蛤蜊汤和盐搅拌均匀备用。

（3）锅中放适量食用油，烧至四成热，倒入蛋液炒至八成熟，倒入菠菜翻炒。

（4）将蛤蜊肉倒入锅中，翻炒至熟，加姜末、少许盐调味，最后淋上香油即可。

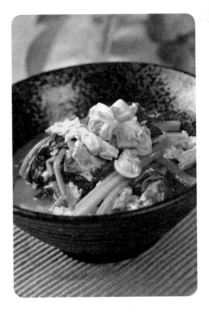

推荐理由

　　蛤蜊含有极其丰富的铁，还含有丰富的钙、锌、镁等矿物质。菠菜是含叶酸丰富的食物之一，叶酸缺乏会导致脑中的血清素减少，引起忧郁情绪。这款菜可补血补钙、缓解抑郁。

月子日记

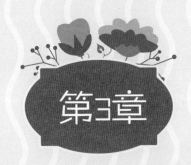

第3章

特效月子餐，
美味、健康兼得

花样主食

黑米红枣粥

原料：黑米100克，糯米100克，红枣50克，白糖适量。

做法：

（1）黑米洗净，放入清水中浸泡6个小时；糯米洗净，倒入清水中浸泡5个小时；红枣放入清水中浸泡30分钟，洗净备用。

（2）锅中加适量清水，倒入泡好的黑米、红枣和糯米，开武火煮沸后改文火熬煮成粥，加适量白糖调味即可。

推荐理由

红枣自古是补血养颜佳品，铁含量极其丰富，可帮助新妈妈防治贫血。黑米则是米中珍品，具有补血补虚、益气明目、健脾开胃的作用。这款粥可滋阴养血、健脾养颜。

鱼肉小米粥

原料：鱼肉200克，小米100克，香菜、盐各适量。

做法：

（1）将鱼肉去骨、去刺、洗净后切成丁，加食盐搅拌均匀，腌制片刻。

（2）香菜洗净后切末，小米洗净后用清水浸泡30分钟。

（3）锅中加适量清水，倒入小米和泡米的水熬煮成粥。

（4）待粥熟之后倒入鱼丁，继续煮熟，出锅前撒上香菜末，加适量食盐调味即可。

推荐理由

小米是月子里的补益佳品。鱼肉中含有丰富的优质蛋白质，且脂肪含量低，是新妈妈的良好蛋白质来源。这款粥可养血补虚、健脾利胃。

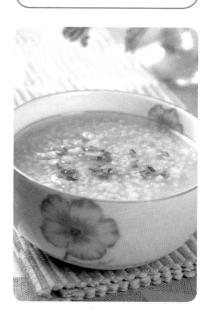

黄瓜果香粥

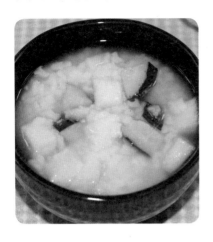

原料：黄瓜100克，苹果100克，粳米100克，白糖、盐各适量。

做法：

（1）苹果洗净，去皮，去核，切丁；黄瓜洗净，切丁备用。

（2）锅中加适量清水，放入洗净的粳米，大火煮开后改小火煮成粥。

（3）将黄瓜丁、苹果丁倒入锅中一起煮熟，加适量白糖、盐调味即可。

推荐理由

苹果、黄瓜和粳米都是富含膳食纤维的健康食材，苹果特有的香气还可以帮助新妈妈稳定情绪，缓解产后抑郁带来的负面情绪。这款粥清香爽口，可开胃通便。

羊肝胡萝卜粥

原料：羊肝、胡萝卜、粳米各150克，蒜末、葱末、姜末、食用油、料酒、食盐各适量。

做法：

（1）将胡萝卜洗净，切丁；羊肝洗净后切丁，加适量料酒和姜末搅拌均匀，腌渍片刻。

（2）锅中加适量食用油，烧至四成热后下蒜末炝锅，倒入肝丁，翻炒片刻盛出。

（3）锅中加适量清水，倒入洗净的粳米熬煮成粥。

（4）将胡萝卜丁倒入锅中焖制15分钟，倒入炒好的肝丁，加葱花、食盐调味即可。

推荐理由

胡萝卜富含胡萝卜素、维生素A、维生素B_1、维生素B_2及一定量的铁，经常食用可促进人体的造血功能。羊肝含有大量的铁，具有益血、补肝、明目的功效。这款粥可补血补气、补肝明目。

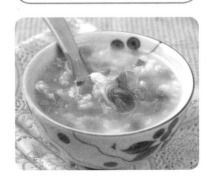

猪肚薏米粥

原料：猪肚150克，薏米50克，糙米50克。

做法：

（1）猪肚洗净，切丝；薏米、糙米分别洗净备用。

（2）将猪肚丝、薏米、糙米一同放入锅中，加适量清水，开大火煮开后改文火熬煮成粥即可。

推荐理由

猪肚可补中益气，薏米具有利尿消炎的作用，糙米则含有丰富的膳食纤维。三者共同熬煮成粥，具有良好的保健功效，尤其适合新妈妈产后食用。

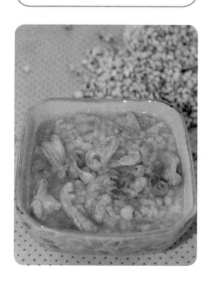

鳝丝油菜粥

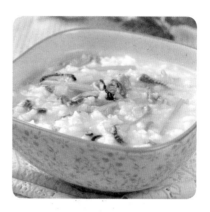

原料：黄鳝150克，粳米150克，油菜100克，香菜、葱、姜各5克，食用油、料酒、醋、盐各适量。

做法：

（1）油菜洗净，切碎；香菜洗净，切段；葱、姜洗净，切末。

（2）黄鳝处理干净后洗净，切丝，加适量葱姜末、料酒、醋、盐搅拌均匀，腌渍片刻。

（3）锅中加适量清水，倒入洗净的粳米，开武火煮沸后改文火熬煮至熟。

（4）将鳝丝和油菜倒入锅中，继续煮至沸腾，加适量香菜、食用油、盐调味即可。

推荐理由

黄鳝具有很强的补益效果，尤其适合产后身体虚弱的新妈妈食用。油菜是绿叶蔬菜中的含钙冠军。这款粥气血双补、壮骨强身。

牡蛎虾皮粥

原料：粳米200克，牡蛎肉（鲜）100克，猪肉（肥瘦）50克，橄榄菜20克，虾皮10克，葱末、色拉油、料酒、酱油、盐、胡椒粉各适量。

制法：

（1）粳米洗净，浸泡半小时，捞出，放入锅中，加适量清水煮粥。

（2）用旺火煮沸后立即转小火，再改用慢火煮约45分钟至熟。

（3）牡蛎洗净，沥干水分；猪肉剁馅，加色拉油、料酒、酱油煸炒至变色，和牡蛎一起倒入粥锅中，下入鲜虾皮、橄榄菜搅拌均匀，煮10分钟。

（4）转中火，以盐调味，撒葱末即可。

专家点评

牡蛎中含有钙、铬等微量元素，搭配虾皮食用，能够为新妈妈提供充足的钙和蛋白质。这款粥滋味鲜美，具有良好的补钙强身功效。

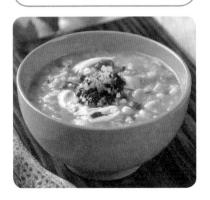

菠菜银鱼面

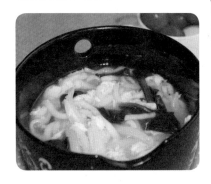

原料：手工面条100克，菠菜50克，鸡蛋50克，小银鱼50克，盐适量。

做法：

（1）将鸡蛋打散制成蛋液；面条切成段；菠菜洗净，切段，焯水；小银鱼处理干净，沥去水分。

（2）锅中加适量清水，煮沸后倒入小银鱼、面条段、菠菜段，继续煮沸，倒入蛋液，煮熟加盐调味即可。

推荐理由

银鱼属于高蛋白低脂肪的健康食品，能有效帮助新妈妈补充机体消耗的能量、蛋白质和矿物质。菠菜中含有丰富的胡萝卜素、维生素C、维生素E、钙、磷、铁等营养物质。这款面可开胃补血、壮骨通便。

三色菠萝鸡

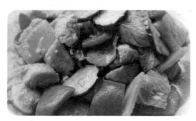

原料：菠萝200克，鸡胸肉300克，黄瓜50克，红柿子椒20克，西红柿酱、水淀粉、白糖、香油、食用油、醋、盐各适量。

做法：

（1）菠萝去皮，洗净，切片；黄瓜洗净，切片；红柿椒洗净，切丁；鸡胸肉洗净，切片，加盐、淀粉腌渍。

（2）锅中加适量食用油，烧至四成热后倒入菠萝片、黄瓜片、红椒丁和醋、白糖、西红柿酱、盐 一起翻炒至亮红色。

（3）将腌渍好的鸡片倒入锅中，加适量水淀粉勾芡，翻炒熟装盘，淋上适量香油即可。

推荐理由

鸡肉是补虚养身的食疗佳品。菠萝含有丰富的多种维生素和矿物质，可开胃健脾、明目消食。这款菜有助于提高新妈妈的食欲，促进产后身体恢复。

凉拌鸭杂

原料：鸭肝150克，鸭心150克，葱、姜、香菜各5克，酱油、盐适量。

做法：

（1）鸭心洗净、切片；鸭肝洗净、切片；葱、姜、香菜洗净、切末。

（2）碗中放入少许温水、葱姜末和适量酱油、盐，搅拌均匀制成调味汁备用。

（3）锅中加适量清水，煮沸后分别倒入鸭心片、鸭肝片焯熟，捞出放入调味汁中，浸泡入味后捞出装盘，撒上香菜末即可。

推荐理由

鸭心营养价值很高，含有大量蛋白质、维生素和矿物质，新妈妈食用可养心安神。鸭肝富含的脂溶性维生素和色氨酸具有安眠镇定的功效。这款菜可安神镇静、补血养肝。

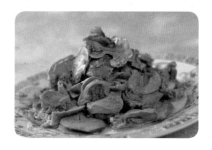

青豆炒兔丁

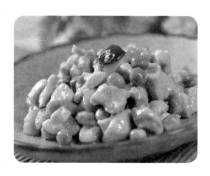

原料：兔肉250克，青豆150克，香菇50克，姜5克，食用油、水淀粉、酱油、盐各适量。

做法：

（1）兔肉洗净，切丁；青豆剥壳，洗净；香菇洗净，切丁；姜洗净、切末。

（2）锅中加适量食用油，烧至四成热后倒入兔丁炒至九分熟，盛出备用。

（3）锅中加适量食用油，烧至四成热后倒入青豆，翻炒至熟，倒入兔丁、香菇丁、姜末，加适量酱油和盐调味，最后用水淀粉勾芡即可。

推荐理由

兔肉含有多种人体必需的氨基酸、维生素及矿物质，尤其是人体最易缺乏的赖氨酸、色氨酸含量较多。青豆所含的大豆磷脂具有益智健脑的作用，所含的硒元素可保持良好精神。这款菜可缓解疲劳、安眠镇静、改善情绪、健脑益智。

油菜烩猴头菇

原料：猴头菇300克，油菜300克，葱、姜各6克，食用油、酱油、白糖、水淀粉、蚝油、盐各适量。

做法：

（1）猴头菇洗净，切片；油菜洗净；葱洗净，切葱花；姜洗净，切片。

（2）锅中加适量食用油，烧至四成热后倒入油菜，加适量食盐，翻炒至熟，盛出备用。

（3）锅中加适量食用油，烧至四成热后下姜片炝锅，倒入猴头菇翻炒片刻，加少许清水，熬煮10分钟，加适量白糖、酱油、蚝油、盐调味，倒入水淀粉勾芡，撒上葱花，开文火略煮，盛出倒在油菜上即可。

推荐理由

猴头菇具有健胃、补虚等功效，蛋白质含量比肉类、牛奶、鸡蛋还丰富，氨基酸、维生素和矿物质含量也极高。油菜所含的维生素C可提高人体免疫功能，膳食纤维促进胃肠蠕动，排出体内毒素。这款菜有助于新妈妈提高免疫力、预防便秘。

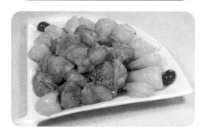

鸡杂四季豆

原料：四季豆150克，鸡心50克，鸡肝50克，香菇50克，姜10克，食用油、水淀粉、盐各适量。

做法：

（1）四季豆洗净，切段；香菇洗净，切片；姜洗净，切末。

（2）鸡心、鸡肝洗净后分别切片，加姜末搅拌均匀，腌渍片刻，放入清水中洗净，捞出控去水分。

（3）锅中加适量食用油，烧热后倒入四季豆段，翻炒至熟盛出。

（4）锅中加适量食用油，烧热后倒入鸡心片、鸡肝片和香菇片，翻炒片刻，倒入炒熟的四季豆，加适量盐调味，用水淀粉勾芡即可。

推荐理由

鸡心中含有丰富的蛋白质、铁、锌及多种脂溶性维生素，其中的B族维生素有利于神经系统健康，具有滋补心脏、镇静神经等功效。四季豆具有安养精神、益气健脾、调和脏腑等功效。这款菜可安神补虚、健脾开胃。

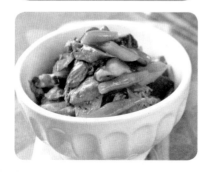

火龙果炒虾仁

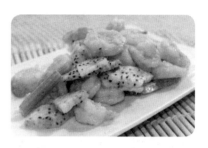

原料：火龙果200克，虾200克，鸡蛋清50克，芹菜50克，食用油、淀粉、盐各适量。

做法：

（1）虾洗净，去皮，加入少许食盐，腌渍片刻，然后沥去水分；火龙果洗净，去皮，切片；芹菜洗净，切段。

（2）准备一个干净的大碗，放入虾、鸡蛋清、淀粉，顺时针搅拌均匀后加入食用油，用手抓匀后放置10分钟。

（3）锅中放适量食用油，烧至三成热时倒入虾，用筷子顺时针搅拌，待虾变色即可捞出控油。

（4）锅中再加少许食用油，烧至三成热时下芹菜段、火龙果片翻炒几下，然后倒入炸好的虾一起翻炒片刻即可。

推荐理由

火龙果具有预防便秘、保护眼睛、增加骨质密度、预防贫血的功效，虾仁中磷、钙含量丰富。这款菜可养血护目、补钙通便。

锅塌肉豆腐

原料：豆腐500克，五花肉100克，鸡蛋50克，葱、姜各5克，食用油、酱油、盐各适量。

做法：

（1）五花肉洗净，剁成末；鸡蛋打散制成蛋液；葱、姜洗净，切丝；豆腐洗净，切片。

（2）取一片豆腐，抹上肉末，另取一片豆腐盖在上面，依次制作剩下的豆腐片。

（3）鸡蛋打散，加水淀粉、盐一起搅拌均匀，制成蛋糊备用。

（4）锅中加适量食用油，烧至四成热后放入蘸满蛋糊的豆腐片，煎至两面呈浅黄色后下葱姜丝，加少许清水、酱油、盐，盖上锅盖，将汁收干即可。

推荐理由

五花肉、鸡蛋中含有丰富的优质蛋白质、脂溶性维生素及多种矿物质。豆腐具有助消化、增进食欲、促进骨骼健康等功效。这款菜可补钙壮骨、开胃健体。

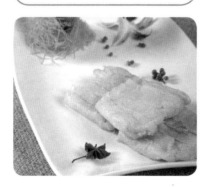

洋葱金枪鱼炒蛋

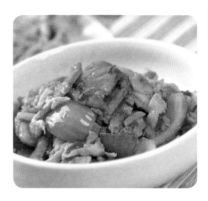

原料：金枪鱼250克，洋葱150克，鸡蛋150克，食用油、酱油、盐各适量。

做法：

（1）鸡蛋打散，制成蛋液；洋葱剥皮，洗净，切成瓣状。

（2）锅中加适量食用油，烧至四成热，倒入蛋液急火快炒，盛出备用。

（3）锅中加适量食用油，烧至四成热，倒入洋葱炒至香气四溢，然后将金枪鱼倒入锅中一起翻炒，炒至八成熟时加入适量酱油调味。

（4）将炒好的鸡蛋倒入锅中，一起翻炒，最后加适量盐调味即可。

推荐理由

金枪鱼含有的丰富优质蛋白质，可以帮助产后新妈妈恢复体力，所含的钙、磷可以维持骨骼健康。洋葱特有的辛香味有助于增强食欲，促进新陈代谢。这款菜可开胃壮骨、改善心情。

养生汤羹

芦笋丝瓜肉片汤

原料： 丝瓜300克，芦笋150克，猪瘦肉150克，胡萝卜100克，草菇100克，姜20克，盐适量。

做法：

（1）丝瓜去皮，洗净，切块；胡萝卜去皮，洗净，切块；草菇洗净，切片；猪瘦肉洗净，切片；芦笋去皮，洗净，切段；姜洗净，切片。

（2）锅中加适量清水，倒入切好的各种食材，开大火煮沸后改文火熬煮1小时，加适量盐调味即可。

推荐理由

芦笋享有"蔬菜之王"的美称，多种氨基酸、蛋白质和维生素的含量均高于一般水果和蔬菜，特别是芦笋中的天冬酰胺和硒、铬、锰等微量元素能够提高身体免疫力。丝瓜中含防止皮肤老化的B族维生素及增白皮肤的维生素C，能保护皮肤、消除色斑，使皮肤洁白、细嫩。这款汤不仅能补益身体，还可美容养颜。

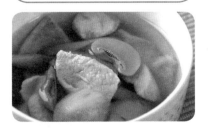

枸杞猪肝汤

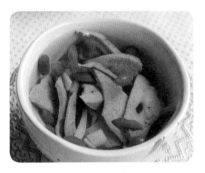

原料： 枸杞100克，猪肝200克，姜10克，盐适量。

做法：

（1）枸杞洗净；姜洗净，切片；猪肝洗净，切片。

（2）锅中放适量清水，加枸杞、姜片大火煮沸。

（3）加入猪肝小火炖熟，最后加盐调味即可。

推荐理由

枸杞含有多种有利于眼睛的营养元素，如胡萝卜素、维生素A、维生素B_1、维生素B_2、维生素C、钙、铁等，还可养肝润肺、补虚止咳。猪肝有补肝、明目、养血的功效。这款滋补药膳可养肝补血、清热明目。

蛤蜊蛋花汤

原料：蛤蜊250克，鸡蛋100克，黑木耳50克，冬笋25克，料酒、盐各适量。

做法：

（1）鸡蛋打散制成蛋液；锅中加适量清水，煮沸后倒入蛤蜊，煮至贝壳张开，捞出、取肉，洗净备用。

（2）黑木耳洗净、切丝；冬笋洗净、切片；锅中加适量清水，倒入黑木耳丝、冬笋片，加适量料酒和食盐调味，煮沸。

（3）将蛤蜊肉倒入锅中，倒入蛋液制成蛋花，稍煮即可。

推荐理由

黑木耳含有丰富的蛋白质、多糖、维生素及铁、钙等营养物质。蛤蜊营养价值很高，属于高蛋白、高铁、高钙、低脂肪的健康食品，大脑所需的营养物质酪氨酸含量丰富。这款汤可补脑益智、滋阴补虚、改善心情。

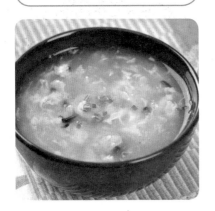

阿胶牛肉汤

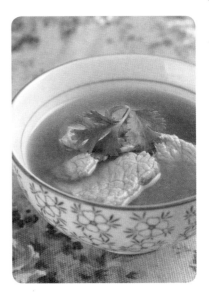

原料：阿胶15克，牛肉200克，姜、葱、盐各适量。

做法：

（1）牛肉去筋，洗净，切片。

（2）砂锅中放适量清水，放入牛肉、姜、葱大火煮沸，改小火炖30分钟。

（3）放入阿胶继续炖煮，至熟烂后，加适量盐调味即可。

推荐理由

阿胶具有补血滋阴的作用。牛肉是受人欢迎的食材之一，具有低脂肪、补中益气、滋养脾胃的功效。这款滋补药膳可滋阴养血、温中健脾。

香蕉冰糖陈皮汤

原料：香蕉2根，陈皮1片，冰糖适量。

做法：

（1）香蕉去皮，香蕉肉的两端有结者去掉，每个香蕉切成5段。

（2）陈皮温水浸泡，再用清水洗净，切丝。

（3）将陈皮放入锅内，加适量清水，用大火煲至水开，放入香蕉再煲沸，改用文火煲10分钟。

（4）最后加入冰糖，煲至冰糖溶化即可。

推荐理由

陈皮可理气健脾、化痰燥湿，香蕉有良好的通便效果。这款汤甜而糯软，润肺止咳、润肠通便。

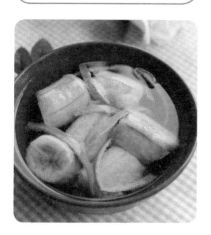

豆香南瓜汤

原料：豆浆300毫升，南瓜200克，百合50克。

做法：

（1）百合洗净，放入清水中浸泡一夜；南瓜洗净，去皮，去瓤，切块。

（2）锅中加适量清水，倒入南瓜块和百合，开武火煮沸后改文火熬煮至南瓜熟烂，倒入豆浆，继续煮沸即可。

推荐理由

豆浆富含优质蛋白、氨基酸、多种维生素和矿物质。南瓜所含的果胶能保护胃黏膜，此外南瓜所含的其他营养物质还可促进胆汁分泌，有益于人体消化食物，所含的胡萝卜素可以有效明目。这款汤可补益身体、明目开胃。

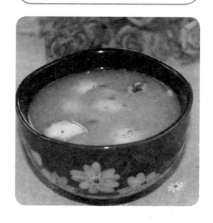

木瓜排骨汤

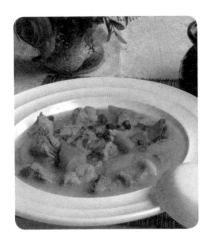

原料：木瓜200克，排骨500克，葱、姜、料酒、盐各适量。

制法：

（1）将木瓜去皮、去籽、切块；排骨切块，用热水烫一下去腥。

（2）锅中水煮滚，放入排骨、木瓜、葱、姜、料酒，用小火炖煮3小时。

（3）撒入盐调味即可。

— 专家点评 —

木瓜营养丰富，含有丰富的木瓜酵素和维生素A。木瓜与排骨搭配，木瓜中的木瓜酵素可分解肉排骨中的蛋白质，促进身体对蛋白质的吸收。这款汤滋味鲜美，非常适合月子里的新妈妈食用。

黑豆红枣煲鲤鱼

原料：

鲤鱼500克，黑豆100克，红枣20克，姜5克，盐适量。

做法：

（1）黑豆、红枣分别洗净，控去水分；姜洗净，切片；鲤鱼处理干净，切块。

（2）锅中加适量清水，煮沸后倒入鱼块焯一下，捞出备用。

（3）锅中加适量清水，倒入鱼块、黑豆和红枣，放入姜片，开武火煮沸后改文火熬煮至豆熟鱼烂，加适量盐调味即可。

— 推荐理由 —

黑豆被称为植物中营养最丰富的保健佳品，每100克黑豆中含钙224毫克、磷500毫克，两者相互协同作用，有利于人体吸收利用钙质，是良好的补钙食材。鲤鱼不仅含有丰富的钙，还含有大量的维生素D，维生素D具有促进钙质吸收的作用。这款汤可利尿消肿、强身补钙。

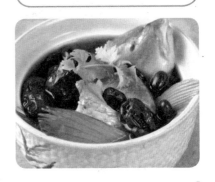

玉米鸡蛋饼

原料：嫩玉米粒200克，鸡蛋100克，面粉、食用油各适量。

做法：

（1）嫩玉米粒洗净，倒入搅拌机中搅碎备用。

（2）鸡蛋打入搅好的玉米碎中，加入面粉，搅拌均匀。

（3）平底锅中加食用油，烧至七成热时倒入玉米鸡蛋糊，两面煎熟即可。

推荐理由

玉米含有碳水化合物、蛋白质、脂肪及胡萝卜素、维生素B₂、维生素C、维生素E等多种维生素，与鸡蛋、面粉搭配营养更丰富。这款玉米饼可补钙壮骨、明目益智。

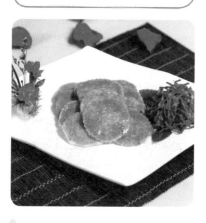

香煎南瓜饼

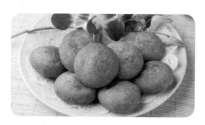

原料：南瓜100克，面粉200克，红豆沙80克，白糖5克，食用油适量。

做法：

（1）南瓜洗净后切块，放入蒸锅中蒸熟，取出放凉后去掉外皮，放在碗中压成糊状，加入面粉、白糖，搅拌均匀后再次放入蒸锅中蒸熟。

（2）准备一个干净盆，在里面抹上一层食用油，放入蒸熟的南瓜面团，放凉后将其制成大小相等的小南瓜团。

（3）将南瓜团压扁呈圆形，包入红豆沙后再将其压成小圆饼；平底锅中放适量食用油，稍微加热后逐个放入南瓜饼，来回翻动煎至两面焦黄即可。

推荐理由

南瓜所含的大量果胶可以保护胃肠道黏膜免受粗糙食物刺激，增强胃肠蠕动，所含的B族维生素、维生素C等营养物质可以为新妈妈补充多种维生素。这款点心可开胃健脾、补虚养身。

四仁香甜包

原料：核桃100克，花生100克，葵花子50克，芝麻50克，面粉500克，植物油、白糖、酵母各适量。

做法：

（1）面粉中加适量清水、白糖、酵母，和成面团发酵；各种果仁洗净晾干。

（2）锅中加适量植物油烧热，分别放入花生、核桃、葵花子炸熟，捞出放凉，切碎备用。

（3）将芝麻、花生碎、核桃碎、葵花子碎放入碗中，加适量白糖、植物油、面粉一起搅拌均匀，制成馅料。

（4）将发酵好的面团放在案板上，制成剂子，擀成包子皮，包入馅料，放入蒸锅中蒸熟即可。

推荐理由

核桃、花生、芝麻、葵花子中含有丰富的不饱和脂肪酸、卵磷脂、脂溶性维生素及多种微量元素，可以为新妈妈提供丰富而全面的营养物质。这款点心可补虚强身、健脾益胃。

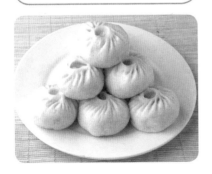

洋葱鱼蛋饼

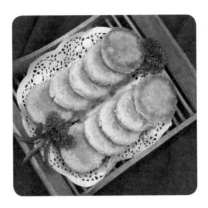

原料：鸡蛋100克，鱼肉50克，洋葱20克，黄油、西红柿酱各适量。

做法：

（1）将洋葱洗净后切末，鸡蛋打散制成蛋液备用。

（2）鱼肉去刺放入清水煮熟，然后剁成末。

（3）将鱼肉末、洋葱末一起放入蛋液中搅拌均匀。

（4）平底锅中加适量黄油，烧热后倒入蛋液，摊平成饼状，两面煎至金黄后淋上西红柿酱即可。

推荐理由

鸡蛋富含蛋白质、钙、磷、铁等营养物质，维生素A和B族维生素含量也很高。鱼肉含有丰富的蛋白质和不饱和脂肪酸，其所含的维生素和矿物质还可以提高机体免疫功能。这款点心营养丰富，尤其适合产后身体虚弱的新妈妈食用。

竹笋火腿鲜蒸饺

原料：竹笋100克，火腿100克，五花肉200克，面粉400克，葱20克，香油、盐各适量。

做法：

（1）面粉用少许热水搅拌成面絮，再加入少许凉水，揉成面团；火腿切丁；竹笋洗净，切丁；葱洗净，切葱花。

（2）五花肉洗净，剁成末，加香油、盐和少许清水，搅拌均匀，然后倒入竹笋丁、火腿丁、葱花，拌匀，制成馅料。

（3）将面团揉好后制成剂子，擀成饺子皮，包入馅料，放入蒸锅中蒸熟即可。

推荐理由

竹笋味道鲜美，含有丰富的蛋白质、氨基酸、脂肪、糖类、胡萝卜素、维生素B_1、维生素B_2、维生素C及钙、磷、铁等矿物质，具有开胃健脾、促进消化、增强食欲等功效。这款蒸饺可开胃通便。

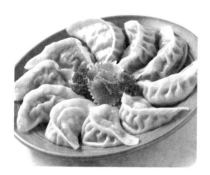

花生肉米煎蛋饼

原料：花生仁20克，五花肉50克，海米30克，鸡蛋200克，葱、姜各5克，食用油、盐各适量。

做法：

（1）将五花肉、海米、花生仁、葱、姜洗净，分别切成末备用。

（2）鸡蛋打散制成蛋液，放入肉末、海米、花生末、葱姜末，加盐调味，搅拌均匀。

（3）平底锅中加适量食用油，烧至四成热后倒入搅拌好的蛋液，煎至两面金黄后装盘，用刀将蛋饼划成8份后即可食用。

推荐理由

鸡蛋营养价值很高，蛋白质的氨基酸比例很适合人体生理需要且易被机体吸收，利用率高达98%，所含的卵磷脂、甘油三酯、胆固醇和卵黄素对神经系统有很大的作用，此外还含有大量的钙、磷、铁、维生素A、B族维生素，是新妈妈月子里的良好补品。这款蛋饼营养丰富，可增进食欲、促进产后身体恢复。

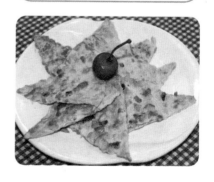

羊肉烧卖

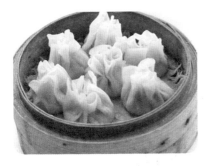

原料：羊肉200克，面粉300克，葱30克，香菜20克，姜10克，香油、酱油、盐各适量。

做法：

（1）将三分之一的面粉放入盆中，加适量开水和成面团，剩下的面粉放入另一个盆中，加适量清水和成面团，然后将两个面团放在一起揉好。

（2）香菜、葱、姜分别洗净，切成末；羊肉洗净，剁成肉末，加葱姜末、酱油、盐和少许清水，一起搅拌均匀，放入香菜末，淋入香油，再次拌匀制成馅料。

（3）将备好的面团制成剂子，擀成烧卖皮，包入馅料，蒸熟即可。

推荐理由

羊肉肉质鲜嫩，营养价值很高，含有蛋白质、脂肪、糖类、矿物质、维生素A、维生素B_2、维生素C、尼克酸、胆固醇等营养成分，新妈妈适量食用可起到补血和壮骨的作用。这款烧卖可补血补钙、开胃补虚。

白菜牛肉馅饼

原料：牛肉200克，白菜100克，葱50克，面粉350克，食用油、酱油、盐各适量。

做法：

（1）将面粉中加适量清水，搅拌均匀，揉成面团，放置约20分钟备用。

（2）牛肉洗净，剁碎，加适量酱油和盐，搅拌均匀，腌渍片刻；白菜、葱洗净，切碎。

（3）将面团制成剂子，然后用擀面杖擀成圆皮。

（4）将牛肉、白菜和葱倒入一个容器中，搅拌均匀，包入擀好的圆皮中，捏成饼坯，再用擀面杖擀成圆饼。

（5）平底锅中加适量食用油，烧至四成热，下圆饼煎至两面金黄即可。

推荐理由

白菜中含有丰富的维生素C，可增强人体免疫机能，所含的膳食纤维可以促进胃肠蠕动。牛肉富含优质蛋白质、氨基酸、脂溶性维生素及钙、铁等矿物质，可补血益气、强筋壮骨。这款点心可开胃壮骨、补血补虚。

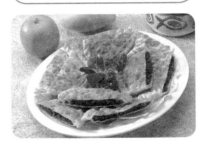

人参乌鸡汤

原料： 人参15克，乌鸡1只，枸杞10克，姜、盐各适量。

做法：

（1）乌鸡处理干净，切块，放入砂锅内。

（2）放适量沸水，将洗净的枸杞、切薄片的人参放入锅内，小火炖2小时。

（3）待鸡炖好后，加姜、盐稍煮即可。

推荐理由

人参可大补元气、补脾益肺、安神益智，但不宜过量服用。乌鸡为产后滋补佳品，可温中补脾、益气养血。这款滋补药膳味道鲜美，气血双补，益智补脑。

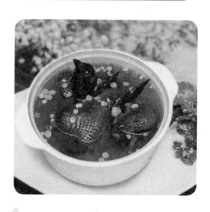

当归土鸡汤

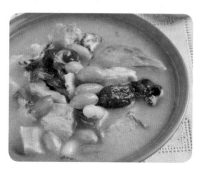

原料： 土鸡1只，当归20克，花生、红枣、黑木耳、姜片、盐各适量。

做法：

（1）土鸡处理干净，切块；锅内加适量清水，倒入鸡块焯掉血水捞出。

（2）将鸡块放入高压锅内，加适量水，加入当归、花生、红枣、黑木耳、姜片一起炖。

（3）半小时后即可关火，食时加适量盐调味即可。

推荐理由

当归可补血活血，改善心脏功能，还有安神、镇痛、消炎作用。土鸡肉质细嫩，营养丰富。这款滋补药膳鲜香怡人，可增强体质、补血润燥、散寒止痛。

黄芪鲈鱼汤

原料：鲈鱼1条，生黄芪20克，姜、葱、醋、黄酒、盐各适量。

做法：

（1）鲈鱼去鳞、鳃和内脏，洗净备用。

（2）黄芪加冷水浸泡半小时，大火煎沸后改文火煎20分钟，去渣取汁。

（3）将鲈鱼、葱、姜、适量醋、黄酒、盐一起加入装有黄芪汁的锅中煮至熟即可。

推荐理由

黄芪可补气固表、利尿脱毒。黄芪与营养丰富的鲈鱼一起煲汤，可补中益气，改善产后消化不良、多汗水肿、心慌气短等症状。

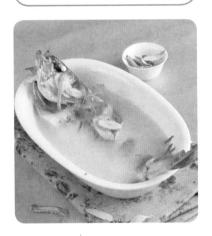

黄芪茯苓乌鸡汤

原料：黄芪20克，党参15克，当归15克，桂圆6克，茯苓15克，枸杞15克，乌鸡1只，盐适量。

做法：

（1）黄芪、党参、当归、桂圆、茯苓、枸杞分别洗净，装入药袋；乌鸡宰杀后，洗净，连骨切块。

（2）上述材料一同放入砂锅内，加适量水，文火煮50分钟。

（3）取出药袋，加盐调味即可。

推荐理由

黄芪、党参、当归、茯苓、枸杞等均是产后补益佳品。这款滋补药膳可滋阴养血、宁心安神、益脾开胃、利水消肿、补益元气。

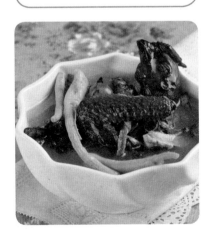

党参栗子煲排骨

原料：党参20克，栗子10粒，红枣6粒，排骨300克，盐适量。

做法：

（1）栗子用热水浸泡10分钟，去衣；党参、红枣洗净，红枣去核；排骨洗净，汆水捞起。

（2）将适量水倒入砂锅中烧开，放入所有材料大火煮沸，转文火煲一个半小时，最后加盐调味即可。

推荐理由

党参可补中益气、健脾益肺。党参与栗子、红枣、排骨一起煲汤，可健脾益气、补肾养血，尤其适合产后疲劳、贫血、面色无华的新妈妈食用。

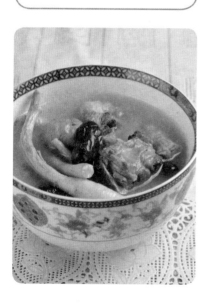

淮山羊肉汤

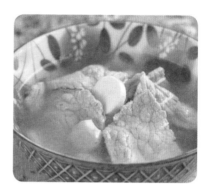

原料：羊肉500克，淮山药（干）50克，姜10克，葱15克，黄酒、盐各适量。

做法：

（1）羊肉洗净，略划几刀，入沸水焯去血水；葱、姜洗净，葱切成段，姜拍破；淮山药用清水浸透，切成2厘米厚的片。

（2）将羊肉、淮山药放入砂锅内，加适量清水，用大火烧沸，撇去浮沫，放入葱、姜、黄酒，转小火炖至羊肉酥烂，捞出羊肉晾凉。

（3）将羊肉切片，装入碗内，再将原汤除去葱、姜，加适量盐调味，连淮山药一起倒入羊肉碗内即可。

推荐理由

淮山药，通称山药，具有健脾、补肺、固肾、益精等功效。淮山药与羊肉一起煲汤，可补脾益肾、温中暖下。

三七乌鸡汤

原料：乌鸡1只，三七15克，红枣8粒，陈皮1片，姜2片，盐适量。

做法：

（1）乌鸡处理干净，切块；红枣、陈皮洗净。

（2）乌鸡放入锅中，加适量清水，大火煮沸后，除去血污捞出。

（3）锅中倒入清水，放入乌鸡、三七、陈皮、红枣、姜片，大火煮沸后改文火慢炖，至鸡肉熟烂，加盐调味即可。

推荐理由

三七可活血化瘀、止血补血。三七与陈皮、红枣、乌鸡一起煲汤，可强心补血、祛瘀止血。

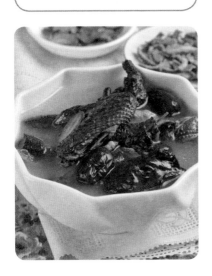

川芎鱼头汤

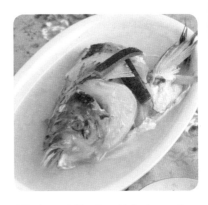

原料：川芎8克，鲢鱼头250克，海带100克，香菜10克，姜、葱、料酒、盐各适量。

做法：

（1）鲢鱼头洗净对开切，海带洗净切段，香菜洗净。

（2）锅中放适量清水，放鲢鱼头、姜、葱、料酒大火煮沸，撇去浮沫。

（3）改中火，放海带同煮。

（4）另取一锅，将川芎加水一杯煎煮，将煎成的汁倒入鱼头锅内。

（5）待鱼头熟烂时，放香菜、盐调味即可。

推荐理由

川芎可活血祛瘀、行气开郁、祛风止痛，但不宜过量食用。这款滋补药膳滋味鲜美，气血双补。

甘草红薯鱼丸汤

原料：生甘草20克，鱼丸200克，红薯1根，葱、姜、盐各适量。

做法：

（1）红薯去皮，洗净，切块。

（2）锅中放适量清水，加甘草、姜大火煮沸，转文火煲20分钟。

（3）加入鱼丸和葱段，转旺火煮沸，继续煲15分钟；最后加盐调味即可。

推荐理由

生甘草可清热解毒、调和药性，红薯是通便的好食材。这款滋补药膳可清热解毒、补气强身、防治便秘。

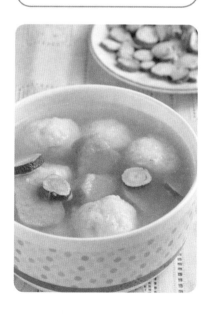

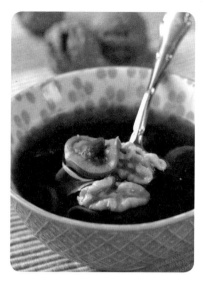

枸杞杜仲腰花汤

原料：猪腰2个，杜仲10克，枸杞5克，葱、姜、料酒、盐各适量。

做法：

（1）猪腰处理干净，切成小块，浸泡在清水中去掉腥臭味。

（2）杜仲、枸杞洗净，与猪腰、葱、姜一起放入锅中，加适量清水炖煮。

（3）猪腰熟后，加适量盐调味即可。

推荐理由

杜仲对于产后体虚腰痛、骨质疏松有很好的预防作用，猪腰可补肾利尿。这款滋补药膳可补肾健腰、强壮筋骨。

通草枸杞鱼汤

原料：鲫鱼1条，通草3克，枸杞3克，黑芝麻油20毫升，姜15克，盐适量。

做法：

（1）鲫鱼处理干净，切块。

（2）大火热锅，倒入黑芝麻油，以文火把姜爆成金黄色。

（3）放入鲈鱼，煎至鱼皮上色，加适量水炖煮。

（4）再加入通草，待鱼肉熟烂后，加入枸杞，稍煮加盐调味即可。

推荐理由

通草通行经络、通乳下水。通草与鲫鱼或猪蹄一起煲汤，可补肝肾、益脾胃，还有较好的催乳效果。

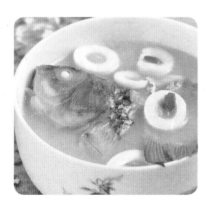

黄豆炖猪蹄

原料：黄豆100克，猪蹄300克，姜10克，葱10克，香菜10克，盐适量。

做法：

（1）黄豆洗净；猪蹄洗净，划上花刀；葱洗净切段，姜洗净切片，香菜洗净切段。

（2）砂锅中加适量清水，放入猪蹄、黄豆、葱段、姜片，加适量盐调味，大火煮沸后改小火熬煮至猪蹄熟烂，放入香菜段点缀即可。

推荐理由

黄豆和猪蹄中含有丰富的蛋白质及胶原蛋白。这款汤可滋阴养血，尤其适合乳汁不足的新妈妈食用。

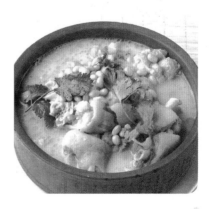

芝麻奶香粥

原料：鲜牛奶200克，粳米100克，黑芝麻25克，白糖少许。

做法：

（1）粳米洗净，倒入清水中浸泡30分钟备用。

（2）锅中加适量清水，倒入粳米，武火煮沸后改文火熬煮成粥。

（3）将鲜牛奶倒入锅中，改中火煮沸，加适量白糖调味，最后撒上黑芝麻即可。

推荐理由

黑芝麻不仅具有补肝肾、益精血、润肠燥的功效，而且是很好的催乳食材。

牛奶中含有丰富的钙质，是月子里的补益佳品。这款粥可安神补虚、补钙通乳。

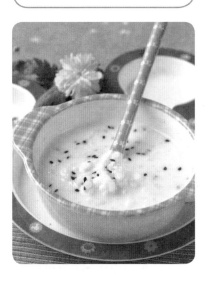

木瓜花生大枣汤

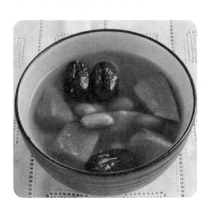

原料：木瓜500克，花生150克，大枣6粒，冰糖适量。

做法：

（1）木瓜去皮、去核、切块，花生、大枣洗净。

（2）锅中放适量清水，加木瓜、花生、大枣、冰糖一起旺火炖煮。

（3）待沸腾后，改文火煲2个小时即可。

推荐理由

木瓜素有"百益果王"之称，含齐敦果酸、木瓜酚、皂甙、苹果酸、酒石酸、柠檬酸、维生素C、黄酮类、鞣质等，对人体健康非常有益，还具有良好的催乳功效。花生被誉为"长生果"，富含蛋白质、脂肪、维生素B_1、维生素B_2、维生素E、烟酸、泛酸、生物素、卵磷脂及矿物质等，也是公认的催乳好食材。这款甜汤，营养丰富，可补益身体、活血通乳。

豌豆粥

原料：粳米100克，豌豆50克。

做法：

（1）粳米洗净，加适量清水煮粥。

（2）待粥沸腾后，放入洗净的豌豆，继续煮至粥熟豆烂即可。

— 推荐理由 —

豌豆又称青小豆，含磷十分丰富，每100克豌豆含磷约400毫克。豌豆粥不仅有利小便、生津液、解疮毒、止泻痢等功效，还具有良好的通乳作用。

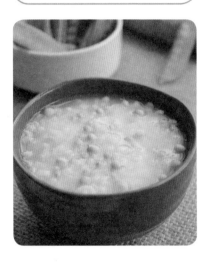

猪蹄茭白汤

原料：猪蹄250克，茭白100克，葱段、姜片、盐各适量。

做法：

（1）猪蹄处理干净，茭白洗净、切片。

（2）锅中放适量清水，放入猪蹄、葱段、姜片，旺火煮沸，撇去浮沫，改小火炖至猪蹄酥烂。

（3）放入茭白，继续煮5分钟，加盐调味即可。

— 推荐理由 —

猪蹄和茭白都是催乳的好食材，一起煮汤不仅益髓健骨、强筋养体、生精养血，还能有效促进乳汁分泌。

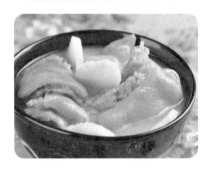

莴笋鲫鱼汤

原料： 莴笋300克，鲫鱼1条，姜片、食用油、盐各适量。

做法：

（1）莴笋去皮，洗净，切块；鲫鱼处理干净。

（2）锅中放适量食用油，烧热后下鲫鱼，煎至两面微黄，放适量清水、姜片、莴笋一起炖煮。

（3）加盖煮约1小时后，加适量盐调味即可。

> **推荐理由**
>
> 莴笋和鲫鱼都是催乳的好食材。这款汤既不燥热又清润补益，具有补脑益智、通乳下乳的功效。

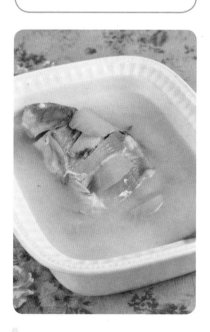

黄花菜炖肉

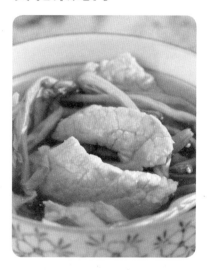

原料： 黄花菜300克，猪瘦肉100克，葱段、姜片、酱油、盐各适量。

做法：

（1）黄花菜洗净，猪瘦肉洗净、切薄片。

（2）锅中放入适量清水，加黄花菜、瘦肉、葱段、姜片、酱油一起炖煮。

（3）加盖煮约1小时后，加适量盐调味即可。

> **推荐理由**
>
> 黄花菜又叫金针菜，营养丰富，每100克干品含蛋白质约14克，几乎与肉类相近，还含有大量的维生素。黄花菜与猪瘦肉一起炖煮，具有清热、利尿、止血、下乳等功效。

虾仁豆腐

原料：嫩豆腐200克，虾仁50克，胡萝卜50克，姜片、食用油、盐各适量。

做法：

（1）虾仁洗净，胡萝卜洗净、切片，豆腐洗净、切块。

（2）锅中放适量食用油，烧热后下姜片炝锅，放胡萝卜稍炒。

（3）锅中放适量清水，加豆腐块、虾仁一起炖煮，最后加适量盐调味即可。

推荐理由

虾是一种蛋白质非常丰富、营养价值很高的食物，其中维生素A、胡萝卜素和无机盐含量较高，而脂肪含量不但低，且多为不饱和脂肪酸。豆腐有益气和中、生津润燥、清热解毒等功效，同时也是催乳的好食材。这款菜鲜香细嫩，不仅能补益身体，还具有较好的催乳效果。

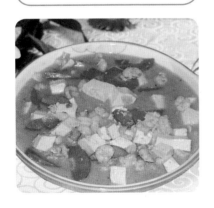

乌鸡白凤尾菇汤

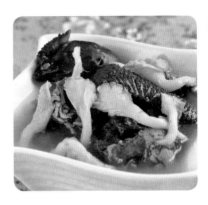

原料：乌鸡500克，白凤尾菇60克，葱段、姜片、料酒、盐各适量。

做法：

（1）乌鸡处理干净、切块，白凤尾菇洗净。

（2）砂锅中加适量清水，放入鸡块、葱段、姜片、料酒旺火煮沸，改文火炖至鸡肉酥烂。

（3）加入白凤尾菇，继续炖煮5分钟，加适量盐调味即可。

推荐理由

白凤尾菇为真菌，肉肥味美，富含蛋白质、氨基酸及多种维生素、矿物质。白凤尾菇和乌鸡一起炖汤，具有补益肝肾、生精养血、下乳等功效。

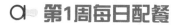

42天月子餐每日配餐推荐

第1周每日配餐

时间	早餐	上午点心	午餐	下午点心	晚餐	晚上点心
星期一	红糖小米粥	牛奶1杯	小米粥 芹菜拌腐竹 清炒猪肝	紫菜虾仁汤 花卷1个	烂面条	红枣大米粥
星期二	小米蛋粥	藕汁饮	米饭 海带土豆丝 菠菜猪肝汤	鸡蛋羹 苹果1个	花生红枣 小米粥	红薯蛋奶粥
星期三	红豆杂果粥 香蕉1个	芝麻烧饼1个 豆浆1杯	米饭 豆瓣鲤鱼 紫菜鸡蛋汤	牛奶 荷包蛋	蘑菇番茄 鸡肉面	小米粥
星期四	菠菜粥 鸡蛋1个 香蕉1个	豆沙包2个	米饭 西芹百合 黑芝麻猪肉汤	芝麻榛仁饼 牛奶1杯	淮山药 红枣粥	肉末蒸蛋
星期五	花生红枣 小米粥 鸡蛋1个 猕猴桃1个	牛奶1杯	米饭 莴苣肉片 豆腐蘑菇汤	芝麻红薯饼 香蕉1个	青鱼粥	莲子西米 蛋奶羹
星期六	红枣莲子 糯米粥 苹果1个	豆腐脑	米饭 清炒油菜 蔬菜排骨汤	海鲜蛋花汤	猪肝蛋黄粥 荠菜干丝	牛奶花生粥
星期日	香蕉粥 鸡蛋1个	老婆饼2个 牛奶1杯	米饭 牡蛎拌菠菜 三鲜鸡片汤	馄饨1碗 橘子1个	香菇鲜虾面	小米粥 炒青菜

α 第2周每日配餐

时间	早餐	上午点心	午餐	下午点心	晚餐	晚上点心
星期一	核桃虾仁粥 鸡蛋1个	麻油腰花汤 苹果1个	米饭 小炒海带丝 鲫鱼豆腐汤	蛋塔1个 牛奶1杯	蛋黄牛肉粥 烩木耳三丝	桂圆红枣红豆汤
星期二	黑米红枣粥	桂圆红枣花生汤 香蕉1个	米饭 鸡杂四季豆 枸杞猪肝汤	玉米鸡蛋饼 豆浆1杯	菠菜银鱼面	小米粥 炒青菜
星期三	芝麻奶香粥 鸡蛋1个	香蕉冰糖陈皮汤	米饭 黄花菜炖肉 青豆炒兔丁	四仁香甜包	红糖桃仁粳米粥 凉拌金针海带丝	红枣枸杞瘦肉汤
星期四	红豆粳米粥 鸡蛋1个 香蕉1个	花生猪蹄汤	米饭 麻油猪肝 鱿鱼山药汤	银耳杂果羹	牡蛎虾皮粥	牛奶1杯
星期五	猪肚葱米粥	三七莲藕蛋羹 橘子1个	米饭 香菇豆腐 豆芽猪蹄汤	木瓜炖银耳	鳝丝油菜粥	三色补血汤
星期六	花生红枣小米粥 鸡蛋1个	牛奶1杯	米饭 什锦拌黄瓜 黄豆排骨蔬菜汤	花生肉米煎蛋饼	羊肝胡萝卜粥	薏苡仁红豆汤
星期日	鱼肉小米粥	木瓜花生大枣汤	米饭 凉拌鸭杂 芦笋丝瓜肉片汤	洋葱鱼蛋饼	油菜鸡汤面	牛奶1杯

a 第3周每日配餐

时间	早餐	上午点心	午餐	下午点心	晚餐	晚上点心
星期一	银耳红枣粥 鸡蛋1个	黑木耳乌鸡汤	米饭 三丝拌豆芽 冬瓜鲫鱼汤	芝麻香蕉土司 牛奶1杯	黄花菜肉粥	小米粥
星期二	芝麻山药粥	麻油腰花汤 香蕉1个	米饭 鸡肉炒小油菜 黄豆炖猪蹄	竹笋火腿鲜蒸饺	八宝粥 虾米炒菜苗	牛奶1杯
星期三	香菇糯米粥 鸡蛋1个	蜜枣桂圆木瓜汤	米饭 油菜烩猴头菇 通草枸杞鱼汤	白菜牛肉馅饼 牛奶1杯	油菜鸡汤面	红豆汤
星期四	黄瓜果香粥 鸡蛋1个	虾仁馄饨	米饭 蛤蜊菠菜炒蛋 黑豆红枣煲鲤鱼	香蕉牛奶羹	豌豆粥	枸杞桑葚粥
星期五	苁蓉羊肉粥	豆香南瓜汤	米饭 三色菠萝鸡 猪蹄茭白汤	芝麻红薯饼 牛奶1杯	鱼片粥	红豆汤
星期六	黑芝麻果仁粥 鸡蛋1个	枸杞杜仲腰花汤	米饭 锅塌肉豆腐 冬瓜蛤蜊排骨汤	香煎南瓜饼 苹果1个	麻油鸡米线	牛奶1杯
星期日	银耳莲子枸杞粥 香蕉1个	黄芪鲈鱼汤	米饭 青豆炒丝瓜 金针猪蹄汤	羊肉烧卖	蛋奶糯米粥	小米粥

a 第4周每日配餐

时 间	早餐	上午点心	午 餐	下午点心	晚餐	晚上点心
星期一	芹菜肉末粥鸡蛋1个	香蕉冰糖陈皮汤	米饭金针菇拌海带丝王不留行炖猪蹄	虾皮蔬菜饼苹果1个	红枣菠菜粥	牛奶1杯
星期二	黑米红枣粥	三七乌鸡汤	米饭西蓝花炒虾仁莴笋鲫鱼汤	鸡蛋玉米饼橘子1个	麻油猪肝米线凉拌空心菜	银耳莲子红枣汤
星期三	红薯粥鸡蛋1个	川芎鱼头汤	米饭西芹炒百合花生莲藕猪骨汤	香蕉柳橙沙拉	海带瘦肉粥	牛奶1杯
星期四	鸡肝小米粥	蛤蜊蛋花汤	米饭茄味三文鱼紫菜豆腐瘦肉汤	红薯糯米饼牛奶1杯	菠菜银鱼面	红豆粥
星期五	薏米红枣粥	黄花蛋花汤	米饭洋葱金枪鱼炒蛋乌鸡白凤尾菇汤	黄瓜苹果沙拉	淮山药薏米粥	牛奶1杯
星期六	核桃芝麻百合粥鸡蛋1个	阿胶牛肉汤	米饭三色时蔬烩花生猪蹄汤	芝麻红薯饼牛奶1杯	香菇鲜虾面	红豆汤
星期日	花生红枣小米粥	当归土鸡汤	米饭虾仁豆腐竹笋鸡丝豆芽汤	银耳杂果羹	莲子红枣蛋粥	牛奶1杯

月子360°

第5周每日配餐

时间	早餐	上午点心	午餐	下午点心	晚餐	晚上点心
星期一	家常菜肉粥	蛋奶鲫鱼汤 香蕉1个	米饭 菠菜拌海蜇 冬瓜蛤蜊排骨汤	牛肉豆腐饼 牛奶1杯	南瓜山药粥	红豆汤
星期二	虾皮糙米粥 鸡蛋1个	淮山药羊肉汤	米饭 猪肝炖黄豆 平菇白菜银鱼汤	鲜味馄饨 苹果1个	桂圆红枣粥	牛奶1杯
星期三	花生红豆粥 鸡蛋1个	党参栗子煲排骨	米饭 火龙果炒虾仁 冬菇豆腐肉片汤	银耳莲子汤 香蕉1个	西芹牛肉粥	牛奶1杯
星期四	牛奶香蕉粥	乌鸡人参汤	米饭 土豆烧牛肉 冬瓜鲫鱼汤	虾皮蔬菜饼 牛奶1杯	羊肉萝卜面	红豆汤
星期五	鸭肝胡萝卜粥 鸡蛋1个	竹荪莲子丝瓜汤	米饭 猪蹄炖土豆 芹菜茭白汤	玉米牛肉羹	鸡丝芹菜粥	红豆汤
星期六	陈皮海带粳米粥	甘草红薯鱼丸汤	米饭 板栗香焖肉 豆腐羊肉鲜虾汤	枸杞蒸葡萄	香菇豆芽炒面 芦笋丝瓜肉片汤	牛奶1杯
星期日	核桃虾仁粥 苹果1个	黄芪茯苓乌鸡汤	米饭 虾仁豆腐 冬瓜蛤蜊排骨汤	苦瓜猪肉饺	猪肚薏米粥 金针菇拌海带丝	红豆汤

90

a 第6周每日配餐

时间	早餐	上午点心	午餐	下午点心	晚餐	晚上点心
星期一	红豆紫米粥	马铃薯肉片汤	米饭 青椒牛柳 鲢鱼丝瓜汤	什锦水果酸奶	海带瘦肉粥	牛奶1杯
星期二	小米蛋奶粥	红枣乌鸡汤	米饭 香蕉虾仁 冬瓜海带肉片汤	桂圆百合汤 香蕉1个	猪肺萝卜粥	红豆薏仁汤
星期三	香菇润肠粥 鸡蛋1个	冬瓜玉米瘦肉汤	米饭 腐竹烩小白菜 花生猪蹄汤	银耳杂果羹	淮山药鸡肉粥	牛奶1杯
星期四	红枣莲子粥	生菜草鱼汤	米饭 里脊炒春笋 乌鸡白凤尾菇汤	奶香南瓜羹 香蕉1个	兔肉香菇粥	银耳莲子山药汤
星期五	黑豆红枣粥 鸡蛋1个	枸杞杜仲腰花汤	米饭 黑木耳烧海参 金针豆腐肉片汤	苹果煎蛋饼	紫菜瘦肉粥	牛奶1杯
星期六	黑芝麻香奶粥	海蜇荸荠瘦肉汤 香蕉1个	米饭 黑木耳炒莴笋 白萝卜排骨汤	山药银耳羹	香菇油菜虾仁粥	樱桃木瓜汤
星期日	豌豆绿豆粥 鸡蛋1个	丝瓜虾皮猪肝汤	米饭 金针菇拌芹菜 莴笋鲫鱼汤	银耳冬瓜羹 橘子1个	菠菜鱼片粥	牛奶1杯

月子日记

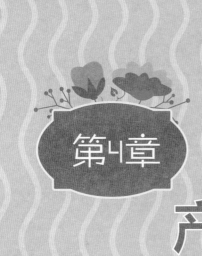

第4章

产后瘦身，
恢复窈窕身姿

瘦身计划

○ 好的规划是成功的一半

许多新妈妈产后都会发福，她们为了变形的身材而苦恼不已。其实，新妈妈若在产后立下决心、制订规划、展开全方位的减肥，就能减掉让人烦心的赘肉，恢复曼妙身姿。

新妈妈具体在制订规划时，要特别注意以下几点：

✦ 瘦身不可一蹴而就

千万不要一开始就把瘦身规划制订得过于激烈，否则新妈妈的身体可能负荷不了这样剧烈的变化，甚至有可能因此而受伤。新妈妈产后瘦身是一个循序渐进的过程，可以先改掉一些对瘦身不利的生活方式，如吃零食、睡懒觉等，然后再按照瘦身规划一步步来，阶段性地完成瘦身目标，让身体慢慢适应新的生活方式。

✦ 制订几个短期目标

新妈妈要先给自己制订几个短期目标，随后再制订中期目标、长期目标。这些短期目标一定要确保能够实现，否则易使新妈妈产生挫折感而放弃。例如，没有运动习惯的新妈妈，一开始的短期瘦身计划可以是：每天快走10～15分钟。等适应了这一运动量后，再进行中期瘦身计划：每天慢跑10～15分钟。

✤ 规划不要太模式化

不要让产后瘦身计划太模式化，要知道许多食物热量都很低，许多运动都很有趣。新妈妈可以每天变化你的瘦身菜单，也可以每天选择不一样的运动。这种灵活多变的瘦身规划，可以最大程度激发新妈妈瘦身的兴趣，使新妈妈产后瘦身生活每天都富有变化。

❀温馨小贴士

物质或心灵上的激励，可以让新妈妈的瘦身计划更快乐、更持久。因此，在制订瘦身规划时，新妈妈可以把给自己的奖励写上去。比如：如果我瘦了 2 斤，我就跟老公一起去看场电影；如果我这两周每天都运动，我就买件衣服犒劳一下自己。

◎ 产后瘦身的5大误区

许多新妈妈迫切想恢复到从前的曼妙身材，可如果一味减肥心切，就容易陷入产后瘦身、减肥的误区。

误区1：母乳喂养就能瘦

有些新妈妈听说，哺乳是较好的瘦身方式，于是在哺乳期大吃、特吃，结果导致肥胖。其实，哺乳虽能在一定程度上消耗新妈妈体内的脂肪，但如果新妈妈进食过多高热量的食物，必定使体内脂肪堆积，从而导致肥胖。

误区2：生完宝宝就节食

月子里，新妈妈切忌盲目节食减肥。此时，新妈妈的身体尚未完全恢复到孕前状态，再加上新妈妈还要承担哺育宝宝的任务，此时新妈妈需要的不是节食，而是适当加强营养。否则，不仅影响新妈妈的身体恢复，还可能连累宝宝，导致宝宝营养不良。

误区3：产后立即做运动

有些新妈妈产后立即加强锻炼，希望尽快恢复身材，这是很危险的。新妈妈产后立即运动，不仅阻碍身体各器官的恢

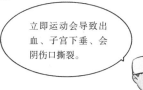

立即运动会导致出血、子宫下垂、会阴伤口撕裂。

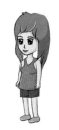

复，而且易导致出血、子宫下垂、会阴伤口撕裂等问题。一般来说，新妈妈产后可根据身体状况，进行简单的产褥操锻炼，然后循序渐进，适当增加运动量。

误区4：贫血还坚持瘦身

发现贫血的新妈妈，如果急着瘦身，尤其是节食瘦身，势必加剧贫血的情况。贫血的新妈妈需要关注的不应该是瘦身，而是尽快改善贫血状况，如适当多吃一些补血及含铁丰富的食物。

误区5：便秘了依旧减肥

一些新妈妈食欲不佳，并出现了便秘症状。但这些新妈妈为了恢复苗条身材，误认为在便秘或胃口不佳时，正好进行节食减肥。其实，此时新妈妈应先消除便秘，再进行减肥，否则势必加重便秘症状。

瘦身时间

产后瘦身什么时候开始

那么，产后多长时间开始减肥最好呢？一般来说，如果是母乳喂养，宝宝出生后6~8周，再开始尝试积极瘦身，因为产后新妈妈身体需要时间恢复，也需要保持良好的乳汁供应。如果新妈妈没有哺乳，建议过完月子即可开始瘦身。至于剖宫产新妈妈，要等到伤口彻底复原后再进行。

瘦身别晚于产后6个月

新妈妈生完宝宝后，首要的问题就是生殖系统的恢复。怀孕前，女性的子宫容量约为5毫升，到临产前已增至约5000毫升，子宫的重量也由原先的约70克增加到约2000克，这是一个巨大的改变。此外，女性身体中的其他器官也因子宫的增大而移位。新妈妈产后倘若在身体还没有完全恢复的情况下，就进行剧烈运动来瘦身，那么易导致子宫下垂、肌肉韧带松弛等。

专家提醒，新妈妈产后两三个月至半年内是"减重的黄金时期"。因为这个时期，新妈妈体内激素迅速恢复到原有状态，同时新陈代谢的速度也会因此恢复，使得身体进入一个非常好的状态。此外，这段时间新妈妈体内脂肪还处于游离状态，尚未形成包裹状的难减脂肪。

饮食瘦身

a 产后饮食瘦身原则

饮食失调是引起新妈妈产后肥胖的重要原因,那么产后新妈妈该怎样利用饮食拥有好身材呢?

✦ 三餐定时,不吃宵夜

不吃早餐或一天只吃两餐,会让身体的代谢率降低,延缓瘦身的效果;忍着某一餐不吃,但身体因为接受饥饿的信息,反而下一餐会吃得更多。因此,新妈妈一定要定时吃三餐。

此外,消夜是增肥的有效方法,新妈妈产后瘦身最好告别消夜。

✦ 午餐适量,早晚减少

新妈妈可以让午餐成为一天中唯一的"大餐",因为中午时分人的消化功能最佳。当然,午餐也不可过饱,以七八分饱为宜。

早晚两餐要吃,量比平时相对减少,细嚼慢咽,且绝不添加。新妈妈可以将早晚两餐视为对肠胃的"犒劳"。

✦ 宁少主食,勿少蔬菜

主食中含有较多热量,新妈妈可适当限制主食的量。同时,新妈妈要增加蔬菜的摄入,如芹菜、豆芽、冬瓜、萝卜、黄瓜、香菇等。蔬菜中含有较多膳食纤维,既可饱腹又可解决新妈妈的便秘问题。

此外,在烹调时,新妈妈要注意控制油及调料的使用量，最好选择蒸、煮、烩、汆等方式，而避免油炸、烧烤。

⭐ 不吃零食，多备水果

为了恢复苗条身材，新妈妈一定要管住自己的嘴，将零食拒之门外。

同时，新妈妈可适当多准备一些水果，尤其是需要多咀嚼才能咽下的水果。因为咀嚼的次数多了，容易使人产生饱腹感，有助于控制进食量。当然，水果也不宜大吃特吃，更不宜餐后立即吃。

第四章 产后瘦身，恢复窈窕身容

❀温馨小贴士

新妈妈可以试着改变进食的顺序，或许有良好的瘦身效果。因为蔬菜遇水会膨胀，容易产生饱腹感，因此新妈妈进食时，可以先喝汤、吃蔬菜类食物，最后再食用米、面与蛋白质。

ɑ 有助产后瘦身的食物

有些新妈妈觉得，产后饮食瘦身就等同于节食减肥，其实这是错误的。新妈妈只要合理安排一日三餐，就能既满足身体的营养需求，又能轻松减肥。以下介绍几种有助新妈妈产后瘦身的食物：

⭐ 芹菜

芹菜含有丰富的膳食纤维，其所含热量很低，但当我们吃一棵芹菜时，我们咀嚼它反而需要消耗5~8卡的热量，芹菜进入肠胃中又需要约5卡的热量。如此一来，消化掉所吃的芹菜所需热量就超过其本身提供的热量，难怪吃芹菜被认为能"越吃越瘦"。

✳ 黄瓜

黄瓜不仅含有维生素C、维生素E、维生素B₂、胡萝卜素、钙、铁等多种营养成分，还含有丙醇二酸，其有助于抑制各种食物中的碳水化合物在体内转化为脂肪，是公认的减肥食物。

✳ 番茄

番茄中因含茄红素、食物纤维及果胶成分，能帮助降低热量摄取，具有促进胃肠蠕动、吸附肠道内多余脂肪的作用。

✳ 冬瓜

自古以来，冬瓜便被视为减肥佳品。冬瓜与其他瓜果不同，其不含脂肪，且含钠量较低，有利尿排湿的功效。冬瓜含有的丙醇二酸，能阻止体内脂肪堆积。

✳ 苹果

苹果中含有丰富果胶，可以与毒素结合，加速排毒功效并降低热量吸收。此外，苹果含有丰富的膳食纤维，有良好的降脂效果。慢慢咀嚼有点硬的苹果，将其成分释放出来，不仅有饱足感，而且其所含热量也不高。

✳ 白萝卜

白萝卜含有丰富的维生素C和微量元素锌，有助于增强人体免疫力。白萝卜中的芥子油能促进胃肠蠕动、增加食欲、帮助消化，所含的淀粉酶能分解食物中的淀粉、脂肪，其还具有通气和促进排便的作用。

豆芽

豆芽含水分较多，含热量较少，且富含膳食纤维，常吃不仅可以减肥，还对健康非常有益。

香菇

香菇属于菌类植物，能有效降低血脂和胆固醇，帮助人体快速减肥。此外，菌类食物本身就有强大的肠胃清洁功能。

海带

海带含有大量的碘，碘可以促进甲状腺的机能提升，对于热量消耗及身体的新陈代谢非常有益，进而达到减重的目的。海带还富含钾，钾离子可以帮助人体多余水分代谢，消除水肿及改善身体曲线。

水产品

虾、章鱼、海蜇、蛏子、海参等水产品，富含蛋白质，但脂肪含量却很低，是理想的减肥食物。

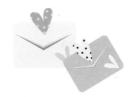

饮食瘦身食谱推荐

以下推荐几款有益产后瘦身、减肥的食谱，希望对新妈妈有所帮助。

> ❀温馨小贴士
>
> 事实上，有助于产后瘦身的食物还有很多，如胡萝卜、豆制品、玉米、南瓜、白菜、苦瓜、竹笋、海藻、甘蓝、紫菜、魔芋等。

黑木耳炒西芹

原料：黑木耳100克，西芹100克，青椒30克，蒜10克，色拉油、盐、白糖、淀粉各适量。

做法：

（1）泡发好的黑木耳洗净，用手撕成小块；西芹去皮，切条；红椒切条。

（2）锅内倒水烧沸，放入黑木耳、西芹，用大火稍煮，捞出。

（3）另起锅倒油烧热，放入蒜瓣、红椒条煸炒，放入煮过的黑木耳、西芹翻炒。

（4）锅中加盐、白糖，用中火炒透入味，用水淀粉勾芡，翻炒几次即可。

推荐理由

西芹有平肝降压、镇静安神、利尿消肿等作用，西芹中的粗纤维还可以帮助肠胃蠕动。黑木耳中的胶质可把残留在人体消化系统内的灰尘、杂质吸附集中起来排出体外，从而起到清胃涤肠的作用。这款菜可降压、减脂、排毒、安神。

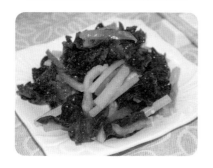

什锦拌黄瓜

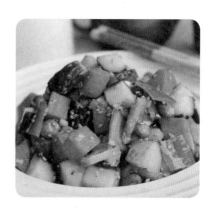

原料：黄瓜250克，胡萝卜50克，青椒50克，芝麻20克，花生仁25克，姜、蒜各5克，盐适量。

做法：

（1）黄瓜、胡萝卜洗净，切丁；青椒洗净，去蒂去籽，切丁；姜、蒜洗净，切末备用。

（2）各种蔬菜丁放入碗中，加适量盐搅拌均匀，腌制2~3小时。

（3）将腌好的蔬菜丁捞出，挤去水分，加姜蒜末、芝麻、花生仁搅拌均匀即可。

推荐理由

黄瓜营养丰富，所含的黄瓜酶具有很强的生物活性，能有效地促进人体的新陈代谢，膳食纤维素能促进人体肠道内腐败物质的排除，降低胆固醇水平，经常食用可减肥瘦身。这款凉菜可清热排毒、瘦身开胃。

雪菜冬瓜汤

原料：冬瓜250克，雪菜60克，植物油、盐、香油各适量。

做法：

（1）冬瓜洗净，切块；雪菜洗净，切末。

（2）将冬瓜放入沸水中煮5分钟，捞出浸到冷水里，冷透捞出。

（3）锅中放适量清水旺火烧沸，放入冬瓜和雪菜末。

（4）烧开后，加盐调味，盖上锅盖焖2分钟，至冬瓜熟透，淋上香油即可。

推荐理由

冬瓜具有低热量、低脂肪的特点，搭配雪菜食用，尤其适合新妈妈产后减肥食用。

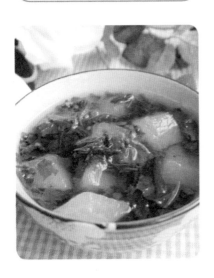

竹笋鸡丝豆芽汤

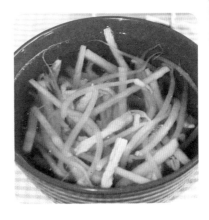

原料：绿豆芽200克，鸡胸肉50克，竹笋50克，香油、酱油、盐各适量。

做法：

（1）竹笋洗净，切丝；鸡胸肉洗净，切丝；绿豆芽洗净，沥干水分备用。

（2）锅中加适量清水煮开，放入笋丝稍煮一会儿，然后再放入鸡丝、绿豆芽继续煮熟，加入香油、盐、酱油调味即可。

推荐理由

有"菜中珍品"美誉的竹笋含有丰富的蛋白质、钙、磷、铁及多种维生素，经常食用可开胃健脾、通肠排便、提高机体免疫力。绿豆芽含有丰富的维生素C和膳食纤维，经常食用可提高免疫力、促进胃肠蠕动、减肥降脂。这款汤可健脾通便、防病排毒。

蒜香苦瓜

原料：苦瓜300克，蒜30克，香油、辣椒油、白糖、盐各适量。

做法：

（1）苦瓜洗净，去籽，切丝；蒜洗净，切末备用。

（2）锅中放适量清水，煮沸后倒入苦瓜丝焯一下，捞出控去水分。

（3）将焯好的苦瓜丝和蒜末放入碗中，根据个人口味，加香油、辣椒油、盐调味，搅拌均匀即可。

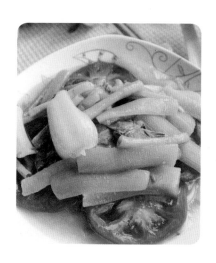

推荐理由

苦瓜中含有的苦瓜素被称为"脂肪杀手"，这种物质可以减少人体摄入的脂肪和多糖，是理想的健康减肥食品。蒜可促进人体新陈代谢，降低体内胆固醇和甘油三酯的含量。这款菜可瘦身清热、降脂防暑。

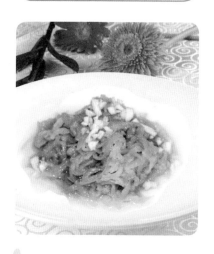

三色时蔬烩

原料：丝瓜250克，番茄100克，豇豆50克，油菜50克，葱、姜各5克，食用油、水淀粉、白糖、胡椒粉、盐各适量。

做法：

（1）丝瓜去皮，洗净，切条；番茄洗净，放入热水中烫一下，捞出剥皮，切片备用。

（2）豇豆洗净，切段，放入沸水锅中焯熟；油菜洗净，切段；葱、姜洗净，切片。

（3）锅中放适量食用油，烧至四成热后下葱、姜片炝锅，倒入丝瓜条和少许清水，盖上锅盖焖2分钟。

（4）将油菜段、番茄片、豇豆段倒入锅中，加胡椒粉、白糖一起煮沸。

（5）最后用水淀粉勾芡，加盐调味即可。

运动瘦身

产后运动瘦身特别提醒

新妈妈产后运动瘦身，不仅可以促进血液循环和新陈代谢、提高身体免疫力、调节内分泌，还可以提高睡眠质量、消除产后抑郁、恢复窈窕身材。那么，新妈妈产后运动瘦身应特别注意些什么呢?

循序渐进

新妈妈产后瘦身运动是一个循序渐进的过程。如月子里，新妈妈适合做一些简易的产褥操，此时瘦身的最好方式是哺乳；产后满2个月，新妈妈的身体基本恢复，即使母乳喂养，也可适当减重，新妈妈可在月子的基础上适当增加运动量，但依旧是产褥操及散步、家务等轻微运动；产后满4个月，无须哺乳的新妈妈可以像以前一样减肥了，但仍需哺乳的新妈妈依旧只适合产后满2个月的运动方式；产后6个月左右，大多数新妈妈都要积极减重了，否则脂肪便会稳稳当当安营扎寨，此时新妈妈应采取行之有效的运动方式，如慢跑、快走、登楼梯、游泳等。

必须适量

事实上，新妈妈产后无论什么时候都不宜过量运动。如新妈妈月子里剧烈运动，可能会影响子宫康复并引起出血、子宫下垂，还易使伤口裂开；即使新妈妈已经完全恢复，倘若运动过量，会使机体免疫功能受损，从而影响健康。因此，新妈妈产后运动瘦身必须适度，以每次

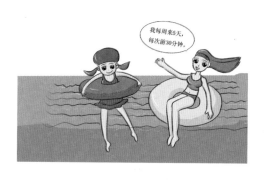

运动后不感到疲劳为宜。运动专家建议，产后6个月左右的新妈妈，每周运动5天，每次运动30~60分钟，选择轻、中等强度运动方式（如慢跑、快走、游泳等），具有较好的瘦身效果。

✦ 三步曲

新妈妈产后瘦身运动，要把握好运动前、运动中和运动后3个环节，才能达到运动的最佳效果。

运动前的准备工作要做好。首先要选择适合自己的运动；其次要选择好运动的地点和时间，以环境幽静、阳光柔和、空气清新、地势平坦为宜，相对于晨练来说，暮练则更为科学；还要做好运动前的热身，以最大程度调动身体的积极性。

运动中精神要放松。新妈妈在锻炼的时候，要始终保持愉悦的心情，意念放松；运动过程中，一定要循序渐进，运动量由小到大，动作由慢到快，运动时间由短到长。

运动后注意调整。锻炼结束后，要做好调整动作，不要骤然停止，以防发生意外；要根据身体的反应（如测一下运动后的心率、血压，定时称体重等），随时调整运动量及运动方

式；此外，运动后的饮食也很重要，最适宜吃的食物莫过于大豆及各种豆制品，还有新鲜水果及蔬菜。

α 有氧运动有助燃烧脂肪

运动专家建议，产后6个月左右的新妈妈宜选择有氧运动，不仅有利于减重，还能有效防止减重后体重出现反弹。例如：

✖ 散步

散步是简单、有效的锻炼方式，能使产后新妈妈从中获益。研究发现，散步1小时可以帮助消耗约500卡的热量。

新妈妈散步时，穿着要舒适，要避开雾天及空气严重污染的时候，宜采用吸气鼓腹、呼气收腹的呼吸方法。

✖ 快走

"行如风"是形容走路速度比较快。研究发现，用较快的速度走路，不仅可瘦身、减肥，而且对于促进心血管系统的活动能力、提高呼吸肌的功能、降低血液中胆固醇含量都有良好作用。

新妈妈快走运动，要量力而行，一般速度以每分钟100～120步为宜。快走的姿势很重要，要求身体略向前倾斜，双臂自然下垂，协调地前后摆动于身体两侧，全身重量着力于脚掌前部，步态均匀沉稳有规律。

✖ 慢跑

慢跑比步行运动量增大，人体各种机能的活动都比步行加快，瘦身效果自然更好。不过，许多新妈妈不知道该如何掌握慢跑的运动量。其实，慢跑的运动量可用心率控制，适宜心率等于170减去年龄，如果慢跑后每分钟的脉搏高于得数，则为运动量偏大，应减速或改跑为走，如低于得数，则为运动量偏小，可加速或改散步为快走，改快走为慢跑。

✸ 游泳

游泳是一种全身运动，不仅可以瘦身，还可以有效提高心肺功能、锻炼全身肌肉。如果新妈妈能够坚持游泳运动，相信要不了多久就能重塑形体。

要想获得良好的锻炼效果，新妈妈需要有计划地进行锻炼，如初练者可以先连续游3分钟，然后休息1~2分钟，再游2次，每次都是3分钟。如果感觉很轻松，就可以进入第二阶段，新妈妈可以不间断地匀速游10分钟，中间休息3分钟，一共进行3组。如果依旧感觉轻松，就可以开始每次游20分钟，直至增加到每次游30分钟为止。此外，游泳消耗体力比较大，新妈妈最好隔一天进行一次，好给身体一个恢复时间。

✸ 爬楼梯

爬楼梯所消耗的热量是散步的数倍，具有明显的瘦身效果。不过，爬楼梯也要讲究方法。

新妈妈要熟悉开展爬楼梯运动的环境，每次爬楼梯的运动时间不宜过长，以10~15分钟为宜。爬楼梯的速度应保持适中，以不感到明显紧张和吃力为宜。爬楼梯的脚步要尽量踏实，以免踏空跌倒。锻炼前要先活动腰、膝和踝关节；锻炼时应穿软底鞋，动作要轻缓，不要勉强做难度高的动作，如一步登3个以上台阶。

✿ 骑自行车

骑自行车锻炼时，全身有100多块肌肉参加活动，有利于体内脂肪的消耗。而且骑自行车能加强心血管的功能，增强耐力，促进新陈代谢，减少人体脂肪。

新妈妈骑车时上身要放松，以避免引起肩膀和脖子酸痛；骑车时不要把身体压得过低，否则会限制腹式呼吸。骑车的正确姿势应该是，重心在车垫与车把之间，一般坐在坐垫上，足心正好踏在踏板上，车把稍高于座鞍。骑行时身体可稍前倾，新妈妈身体前倾20度较为合适。每次骑车至少30分钟，但不要超过60分钟。

◖ 小动作，瘦身大效果

其实，只要新妈妈有瘦身、减肥的意识，闲暇时候几个简单的小动作，同样会起到良好的锻炼效果。

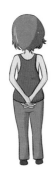
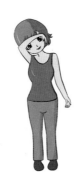
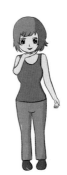

a. 开始做第一个动作之前，双脚记得要先分开，然后身体放轻松、站直。接着，将双手放在身后，手指交叉握紧，接着伸展身体，下巴往上伸，利用鼻子吸气、嘴巴吐气，吐4次后，再放松恢复原来的站姿。重复做8次。

b. 头向右倾斜，右手伸到头左侧边，轻轻将头下压，接着静止20秒。然后换边，头向左倾斜，左手轻压右侧头部。左右两边各做一次后，重复做4次。

c. 左手放在下巴处，顺势将下巴往上推，此动作重复做10次。然后，换右手放在下巴处，往上推10次后，重复左右手上推动作共4次。

✦ 简单几招结实手臂

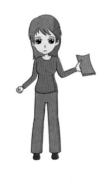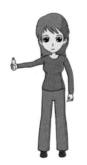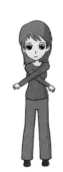

a. 锻炼上臂。手紧握书本，向上提起，右手则握紧手。左手向后屈曲，吸一口气，并维持20秒。一边呼气，一边将左手慢慢抬起成水平线，左右手重复动作各10次。

b. 锻炼前臂。先将双脚分开站立，单手握紧塑料水瓶。单手举起塑料水瓶成90度，并至前额位置，维持10秒。把手举高伸直，另一只手可放松，维持20秒；然后转手将步骤1至步骤3

的动作重复，左右手各做20次。

c. 锻炼内臂。双手交错，拇指向下，双臂向前延伸。静止2～3秒后双手反转一下收回，再向前延伸一次2～3秒。慢慢进行10～20次。

✦ 轻松打造平坦腹部

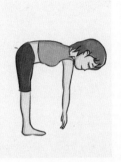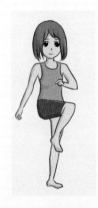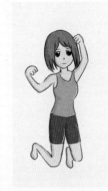

a. 体转。两腿分开直立与肩同宽，两手叉腰或下垂体侧，随身体摆动，向左右转体各20次。要求转体时两腿不动，转体幅度要大，直腰，头颈要上顶。

b. 体前屈立起。两腿分开直立与肩宽，上体前倾向下体前屈，然后立起。要求膝盖要挺直，双手尽量去摸地一下，连续做20次。也可以根据自己的身体状况，次数渐序进展。

c. 依次高抬腿。两腿站立开始，上体尽量不动，膝盖尽量上抬贴胸，两手可以抱一下腿，连续反复各做20次。

d. 扭髋小跳。原地双脚跳起，直膝扭髋，两脚跳起同时左右扭髋，两臂胸前左右摆动，连续反复数次。

⭐ 大腿减肥3动作

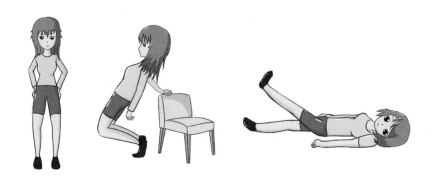

　　a. 外侧提升。双手叉腰，两脚分开站立，与肩同宽。膝部微曲，将所有重量放在左脚上，右脚向右上方抬起，记住此过程中左脚保持固定。然后右脚用力，尽可能高地举起。在达到最高点的时候肌肉绷紧，保持静止5分钟。然后换另外一条腿。为了加强瘦腿效果，不妨把整套动作的节奏放慢。

　　b. 中部强化。站在一把椅子旁边，双脚朝前，双腿直立，微微分开。然后一只手扶住椅背，后背尽量后倾，直到膝盖与地面平行（用你的脚尖保持平衡）。再恢复到初始状态，如此多重复几次。

　　c. 内侧收紧。正面向上平躺地板上。双臂放在身体两侧，双腿用力伸直。向上抬起左腿至约30厘米高度。保持左腿力量，将左腿向右尽力摆动，然后回到初始位置，像这样换腿重复多做几次。

✸ 小腿减肥简单3招

a. 曲膝礼。双脚以臀宽的距离站立，脚趾向外。用左手扶着椅子，右手臂放在一旁。右腿绕到后面，弯曲双膝（就如在行曲膝礼）。同时，伸展右臂往上过头顶，并轻轻地向左弯曲。然后伸直双腿并侧抬起右膝，弯曲身体使右手肘碰到右膝盖。以最快的速度重复20次，然后换一侧再做。

b. 踮脚压腿。张开双腿站着，让两脚跟相对，脚趾向外。右手扶着椅子，左手放于臀部。膝盖弯曲呈45度角，抬起双脚脚跟的同时收紧臀部，盆骨往前往后各摆动一次。放低脚跟，伸直双腿。以同样的动作重复若干次。

c. 跨步伸展。脚跟并拢站立，脚趾向外，左手扶着椅子，右臂往侧面抬起。抬起右脚往右跨过约8厘米，然后弯曲双膝，降低身体往下蹲。同时抬起右臂伸过头顶向左侧弯曲。退一步，把右脚放回原地。踮起脚尖抬高身体，然后立即放下来。

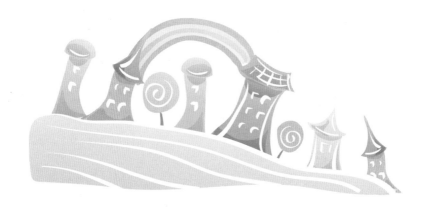

✦ 减去臀部多余脂肪

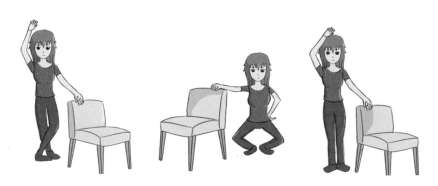

a. 屈膝抬腿。仰卧地板上，双膝屈曲，先将左腿抬起，膝盖拉近胸部，越近越好，换右腿做相同动作，各做8次。

b. 仰卧抬臀。仰卧地板上，双腿屈曲，双手放在体侧着地，将臀部抬高，越高越好，吸气，屏气片刻，维持此动作，缓慢放下，呼气，连做8次。

c. 跷腿抬臀。仰卧地板上，两手着地，将左腿翘起放在右膝盖上，抬起臀部，越高越好，连做8次，然后换腿重做8次。

d. 跷脚拉腿。仰卧地板上，屈膝，将左脚翘在右膝盖上，双手将右大腿拉向胸前，离胸部越近越好，吸气，屏气片刻，缓慢放下右腿，连做8次，换左腿同样动作做8次。

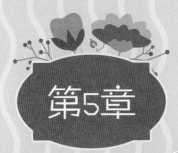

第5章

产后美容，
拥有靓丽容颜

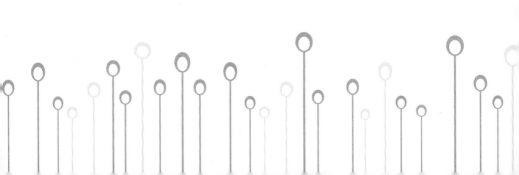

美容常识

月子里最好不要化妆

爱美是女人的天性，新妈妈也不例外。有些新妈妈为了容颜靓丽，经常会使用一些化妆品，殊不知自己臭美的举动却连累了小宝宝。

市场上的化妆品，多含有铅、汞等重金属及化学制剂，易对宝宝娇嫩的皮肤造成伤害。此外，新妈妈也要避免使用精油，因为精油具有很强的渗透作用，易渗透到新妈妈的乳汁里，从而影响宝宝的生长发育。

其实，新妈妈可以选择一些天然、温和的哺乳期专用护肤品，当然为了防止假冒、伪劣产品，新妈妈要选择大品牌、信誉好、口碑好的产品。不过，这类护肤品往往很贵，新妈妈不妨自己动手自制一些天然、健康的护肤品，如黄瓜面膜、牛奶面膜等。此外，很多食物也有护肤养颜的效果，新妈妈不妨适当多吃些。

月子里的养颜小细节

新妈妈月子里易被黄褐斑、妊娠纹、小痘痘困扰，因此新妈妈不可忽视护肤养颜。以下介绍一些新妈妈应该知道的养颜小细节。

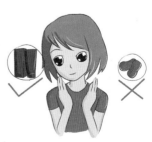

✿ 补充水分

护肤养颜离不开水，如果身体缺水可直接导致皮肤干燥、起皱，因此新妈妈月子里可适当多喝些汤水。此外，要注意不喝咖啡、茶、酒等对新妈妈身体及皮肤不利的饮品。

✿ 充足睡眠

良好的睡眠，是护肤养颜的好方法。此外，新妈妈要注意不要总是睡向一侧或趴着睡，否则枕头会随着睡觉时的脸形而成形，易因压力不均而形成皱纹。

✿ 注意饮食

新妈妈饮食上应掌握清淡和平衡兼顾的原则，保证皮肤所需的蛋白质、维生素及微量元素的充分摄入。此外，利用食物中某些强化弹力纤维来延缓皮肤的老化过程，是一种既方便又有效的方法。如肉皮中富含胶原蛋白，能改善皮肤的贮水功能，所以具有平顺皱纹和使皮肤滋润饱满的作用；酸奶中的氢氧酸等物质可使干燥的皮肤软化，并能去除死亡的角质层细胞，从而延缓皱纹的发生；鱼软骨和鸡皮中富含硫酸软骨素，是形成弹力纤维的重要物质。

✿ 细致保养

新妈妈要注意勤洗脸，同时选择天然、性质温和的洗面奶，不要用香皂洗脸，水温不宜太烫。清洁皮肤后，别忘记抹一点哺乳期专用护肤品。平时出门要注意防晒。

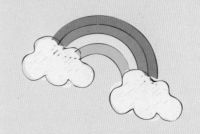

护肤养颜

〇 不同肤质的护肤要点

新妈妈护肤养颜，必须知道自己究竟属于哪一种肤质，因为不同肤质具有不同的皮肤特征，其护理要点也各有侧重。

✦ 中性肤质

皮肤特征：是健康的理想皮肤，表面光滑细腻，既不干燥，也不油腻，质地均匀，毛孔细小，柔软且富有弹性。

护肤要点：日常只需维持水油平衡，适当补充养分，保持好的卫生和清洁习惯，就可以使肌肤细腻光滑。

✦ 干性肤质

皮肤特征：皮脂分泌少，皮肤干燥、缺少光泽，毛孔细小，容易产生皱纹，也易出现脱皮、干裂等。

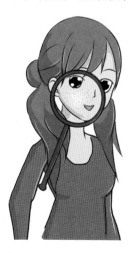

护肤要点：特别注意保湿和滋润保养，预防因紫外线造成的伤害，少做夸张表情以免过早出现皱纹。

✦ 油性肤质

皮肤特征：皮脂分泌旺盛，额头、鼻翼有油光，毛孔粗大，容易黏附污尘，导致毛孔堵塞，引起皮肤感染与痤疮。

护肤要点：注意彻底清洁肌肤，加强

去角质、敷面及收缩毛孔的特别护理，少吃高油、辛辣的食物，适当多吃新鲜水果和蔬菜。

✦ 混合性肤质

皮肤特征：兼具干性肤质和油性肤质两种特征。前额、鼻翼、下巴处为油性，面部其余部位为干性。

护肤要点：日常护理时，要分别处理油性区和干性区。油性区要注意控油、清洁，干性区要注意补水、滋养。

✦ 敏感性肤质

皮肤特征：皮肤的角质层很薄、很脆弱，可以明显看到毛细血管，对外界的刺激无法调试，容易受到伤害。这类肤质，不同的人有不同的过敏物质。

护肤要点：重点加强肌肤保湿，避免使用刺激性或易造成过敏的护肤品。

◯ 产后皮肤为何会松弛

产后许多新妈妈会出现皮肤松弛的现象，这究竟是什么原因呢？新妈妈又该如何改善皮肤松弛呢？

✦ 为什么会皮肤松弛

a. 由于孕期的一系列生理变化，在新妈妈生完宝宝后，腹部皮肤组织会由于长时间拉长而一时失去弹性，从而导致皮肤松弛。

b. 孕期静脉曲张，新妈妈分娩后尽管静脉回流情况得到改善，但妊娠水肿消去也会显得皮肤松弛。

c. 新妈妈产后如果长时间卧床，缺乏运动，易导致肌肉萎缩，其逐渐为脂肪所填充，因此皮肤松弛在所难免。

✦ 怎样改善皮肤松弛

a 适当喝水。当人体水分减少时，会出现皮肤干燥，皮脂腺分泌减少，从而使皮肤失去弹性，易出现皱纹。因此，新妈妈产后应适当多喝点汤水。

b. 适当多吃富含维生素的食物。维生素对于预防皮肤衰老、保持皮肤细腻滋润有重要作用。其中维生素E有较好的皮肤抗衰功效，维生素A和维生素B_2是皮肤光滑细腻所不可缺少的。

c. 适当增加富含胶原蛋白和弹性蛋白食物的摄入。皮肤主要是由胶原蛋白和弹性蛋白构成，前者主硬度，后者主韧性。胶原蛋白和弹性蛋白又是由无数个氨基酸组成，这些氨基酸就像一张网。准妈妈怀孕后期，腹部皮肤由于过度拉伸，使这张网产生了多处断裂，皮肤的硬度、韧性均有所下降，从而导致腹部皮肤松弛。因此，适当补充富含胶原蛋白和弹性蛋白的食物，如猪蹄、动物筋腱、猪皮等，能使肌肤充盈。

产后皮肤干燥怎么办

皮肤干燥严重影响新妈妈的外在形象，如果依旧不注意护理，将使肌肤状况越来越糟。那么，新妈妈产后皮肤干燥该怎么办?

a. 少吃辛辣、刺激性食物，适当多吃一些新鲜水果和蔬菜。

b. 洗脸或洗澡的水不要过热，否则易洗去皮肤表层的油脂，从而加重皮肤干燥情况。

c. 洗脸或洗澡后，新妈妈可以在脸部或全身涂抹哺乳期专用护肤品。

d. 新妈妈的贴身衣物最好是纯棉的，避免化纤等面料的内衣制品。

e. 每周使用1～2次面膜，也可以是自己自制的健康面膜，长期坚持能使皮肤光滑细腻。

f. 注意补水，保持充足睡眠，适当加强运动。

g. 如果皮肤特别干燥，甚至起皮屑，应及时到医院就诊，千万不要自行用药。

> 🌸温馨小贴士
>
> 皮肤保养不可能一蹴而就，需要一个坚持的过程，因此新妈妈不要着急，只要能持之以恒，就一定能拥有健康、细腻、红润的肌肤。

▲ 简单有效的抗皱美容操

以下抗皱美容操一学就会，新妈妈每天都可以做。按摩时要注意，手法一定要轻柔，节奏要和缓，不能用力摩擦。当然，如果配合哺乳期专用护肤品按摩效果更好！

✿ 抚平额纹

用两手中指、无名指在前额画圈，方向是向上向外，从前额中部眉心开始，分别画至两侧太阳穴，然后用手食指点压太阳穴，重复20次，可以预防前额皱纹。

✿ 分推眼眶

两手拇指按于太阳穴上，用食指第二节的内侧面分推上下眼眶。上眼眶从眉头推到眉梢为一次；下眼眶从内眼角推到外眼角为一次。先上后下，一圈为2次，共做20次。可以消除眼睛疲劳，预防眼部皱纹，预防眼袋，也有助于预防颊部皮肤松弛。

✿ 推按鼻翼

鼻部的毛孔特别大，容易长黑点。用两手中指指腹，自鼻翼两侧外展推按鼻唇沟部位，然后两手中指沿鼻梁正中上下推抹，重复20次。可以使鼻腔通畅，也可预防鼻部产生黑点。

✿ 分抹唇部

两手中指沿着嘴唇边做画圈动作，然后，分别由中间向两侧嘴角轻抹。上唇由人中沟抹至嘴角，下唇由下颏中部抹至嘴角，抹至下唇外侧时，两手指略向上方轻挑。重复20次。此法可以预防嘴角表情皱纹，防止嘴角下垂。

❋ 轻拍面颊

鼓起颊部，用两手轻轻拍打两侧颊部，拍打至面颊皮肤微微泛红为止。可以使面颊肌肉结实，不易松弛。

❋ 轻抹颈部

抬高下颏，用两手由下向上轻抹颈部，由左至右，再由右至左，重复20次。可以防止颈部皱纹产生，防止因肌肉下垂而产生的双下颏。

∩ 自制几款天然、健康面膜

许多蔬菜、水果都是新妈妈可以放心使用的保湿美白的护肤品，新妈妈可以将这些材料搭配之后，用榨汁机搅拌成泥状放心使用。

黄瓜奶粉面膜

原料：黄瓜半根，奶粉1匙，蜂蜜1匙。

制法：

（1）黄瓜洗净，用榨汁机搅拌成泥；黄瓜泥中，加入奶粉、蜂蜜混合均匀。

（2）清洁好面部后，将制好的面膜均匀涂抹在脸上，10~15分钟后用温水洗净。

推荐理由

这款面膜在深层清洁肌肤的同时，具有很好的杀菌、收敛作用，同时可滋润、营养肌肤。

苹果蛋黄面膜

原料：苹果半个，蛋黄1个，面粉2匙。

制法：

（1）苹果用榨汁机制成泥，盛出备用。

（2）在面粉中加入蛋黄搅拌后，再加入苹果泥混合。

（3）清洁好面部后，将制好的面膜敷在脸上，10～15分钟后用温水洗净。

推荐理由

这款面膜具有滋养、收敛、保湿的功效，可以增强肌肤抵抗力，并让肌肤明亮有光泽。

香蕉牛奶面膜

原料：香蕉1根，牛奶适量，蜂蜜1匙。

制法：

（1）香蕉去皮，捣成泥状；加少量牛奶搅拌均匀。

（2）清洁好面部后，将制好的面膜均匀涂抹在脸上，10～15分钟后用温水洗净。

推荐理由

这款面膜可滋润肌肤、对抗皱纹，并有效抑制黑色素形成。

橄榄油面膜

原料：橄榄油50毫克，蜂蜜1匙。

制法：

（1）将橄榄油隔水放入40～50℃的温水中，至橄榄油至35℃左右。

（2）在加热后的橄榄油中，加入蜂蜜调匀，然后把消毒纱布浸入油中。

（3）将浸满橄榄油和蜂蜜的纱布覆盖在脸上，10～15分钟后用温水洗净。

推荐理由

这款面膜可润肤、祛斑、除皱，尤其适合皮肤干燥或有黄褐斑的新妈妈使用。

绿茶蛋黄面膜

原料：

绿茶粉1小匙，蛋黄1个，面粉2匙。

制法：

（1）在面粉中加入蛋黄搅拌后，再加入绿茶粉混合。

（2）将制好的绿茶蛋黄面膜敷在脸上，再铺上一层微湿的面纸，10～15分钟后用温水洗净。

推荐理由

这款面膜有较好的美白效果，所含的单宁酸可收缩肌肤，有助于养颜润肤。

芦荟蜂蜜面膜

原料：芦荟叶1片，蜂蜜1匙，面粉适量。

制法：

（1）将新鲜芦荟叶去皮，榨汁；芦荟汁与面粉、蜂蜜一起搅拌均匀。

（2）清洁好脸部后，将制好的面膜均匀涂抹在脸上，10～15分钟后用清水洗净。

推荐理由

这款面膜可滋润、美白肌肤，具有很好的淡化色斑作用。

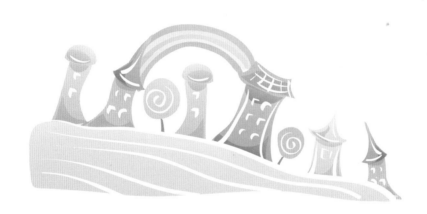

饮食养颜

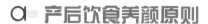

α 产后饮食养颜原则

新妈妈饮食养颜，首要的原则就是充分摄取各种营养素，做到营养均衡、种类齐全。此外，新妈妈还要特别注意以下几点：

🌟 饮水充足很重要

水是促进肌肤健康的重要元素，当肌肤水分不足时，就会变得干燥、暗淡，并过早出现早衰现象。因此，水是新妈妈养颜的重要伙伴，新妈妈产后不仅要注意补充营养，还要适当多喝点汤水。

🌟 碱性食物不可少

各种食物的味道和营养成分各不相同，但被摄入人体后，在消化过程中有的变成酸性物质，有的变成碱性物质。前者就是酸性食物，后者则是碱性食物。研究发现，经常食用碱性食物可以减少血液中乳酸的含量，减少因冷风或日光暴晒对肌肤的侵蚀和损害。

酸碱性食物一览表

强酸性食品	蛋黄、乳酪、甜点、白糖、金枪鱼、比目鱼等
中酸性食品	火腿、培根、鸡肉、猪肉、鳗鱼、牛肉、奶油等
弱酸性食品	白米、花生、海苔、章鱼、空心粉、泥鳅等
强碱性食品	葡萄、海带、柑橘、黄瓜、胡萝卜、核桃等
中碱性食品	红萝卜、大豆、蕃茄、香蕉、蛋白、柠檬、菠菜等
弱碱性食品	红豆、苹果、甘蓝、豆腐、卷心菜、油菜、马铃薯、洋葱、南瓜子、瓜子、杏仁、腰果、芝麻等

补充多种维生素

新妈妈在日常饮食中，要注意适当多补充维生素，能够使肌肤柔嫩、光泽。如维生素C是人体重要的抗氧化剂，它在保养肌肤健康方面发挥着不可或缺的作用；含维生素C丰富的食物有小白菜、苋菜、花菜、菠菜、卷心菜、柿子椒、豌豆、西红柿、柠檬、柑橘、猕猴桃、樱桃等。维生素E广泛存在于坚果等食物中，它具有抗衰老、防止脂褐素沉着、促进末端血管循环、调节激素正常分泌的作用，从而促进体内氧的利用，保护皮肤黏膜；含维生素E丰富的食物有大豆、杏仁、榛子、芝麻油、玉米油、橄榄油、花生油、谷类、猕猴桃、瘦肉、乳类、蛋类、菠菜、甘薯、山药、莴苣、黄花菜、卷心菜等。

补充含铁丰富的食物

铁是人体血红蛋白的重要成分，红细胞携带氧气及二氧化碳的功能需要依靠铁来完成。长期缺铁会引起贫血，易导致新妈妈脸色苍白或泛黄。因此，对于想保持皮肤健康、光彩夺目的新妈妈来说，补铁尤为重要。含铁丰富的食物有动物肝脏和肾脏、动物血、瘦肉、牛肉、羊肉、牡蛎、蛤蜊、菠菜、黑木耳、芥菜、豌豆、扁豆、小白菜、雪里蕻、葡萄干、杏干、豆类等。

✦ 多吃富含胶原蛋白的食物

人体如缺乏胶原蛋白，会导致细胞弹力下降，从而使皮肤和黏膜出现干燥、起皱等脱水现象。想要对抗皱纹的出现，就少不了食物中的胶原蛋白发挥其重要作用。含胶原蛋白丰富的食物有肉皮、猪蹄、牛蹄筋、鸡翅、鸡皮、鱼皮等。

α 有助养颜的食物

对爱美的新妈妈来说，饮食调理不容忽视。以下简单介绍几种有助养颜的食物。

白嫩凝脂食物

☆番茄

番茄中的胡萝卜素可保持皮肤弹性，所含的维生素C可使皮肤滋润、白皙，所含的番茄红素具有独特的抗氧化能力。

☆丝瓜

丝瓜含有丰富的维生素C和B族维生素，常食能滋润肌肤，防止皮肤老化，还可使皮肤洁白、细腻，是不可多得的美容佳品。

☆柠檬

新鲜柠檬中维生素含量丰富，能防止和消除皮肤色素沉着，具有美白肌肤的作用。

☆木瓜

木瓜含有多种维生素，具有抗氧化作用，是天然的皮肤清洁剂。想保持肌肤美白的新妈妈可以食用木瓜，从而使皮肤光洁、细腻、红润、有弹性。

防皱除皱食物

☆猪蹄

猪蹄中含有较多的蛋白质、脂肪和碳水化合物，还含有丰富的胶原蛋白。胶原蛋白是一种由生物大分子组成的胶类物质，是构成肌腱、韧带及结缔组织最主要的蛋白质成分，人体如缺乏胶原蛋白，会导致细胞弹力下降，皮肤和黏膜出现干燥、起皱等脱水现象。

☆莴笋

莴笋含有丰富的叶酸、维生素E、钙和铁等营养素，其中丰富的维生素E有助于延缓衰老，还可以促进末端血管的血液循环，使皮肤滋润健康，尤其是面部肌肤。

☆银耳

银耳含有人体必需的多种营养素，具有润肺、生津、补肾、提神、益气、健脑、嫩肤等功效。银耳中的胶质，对皮肤的角质层有良好的滋养和延缓老化作用。

保湿水滑食物

☆苹果

苹果中含有丰富的维生素C，经常吃可以达到滋润皮肤的效果，从而使面色红润、有光泽。所含的锌有减轻细胞脱落和角化作用，帮助长小痘痘的新妈妈改善肤质。

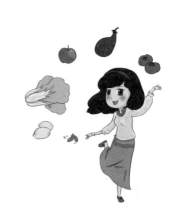

☆草莓

草莓被称为"水果皇后"，也是美白养颜佳品。不过，草莓性凉，新妈妈产后不宜多吃。

补血养颜食物

☆乌鸡

与一般鸡肉相比，乌鸡中含有多种氨基酸，其蛋白质、维生素B$_2$、烟酸、维生素E、磷、铁、钾、钠的含量更高，而胆固醇和脂肪含量则很低。新妈妈产后食用乌鸡，不仅能滋养身体，还可以预防缺铁性贫血。

☆樱桃

樱桃中铁含量丰富，居水果之首，常食樱桃可补充机体对铁的需要，促进血红蛋白再生，从而预防缺铁性贫血的发生。

养颜食谱推荐

饮食调理是安全、有效的养颜方式，尤其适合产后的新妈妈们。以下介绍几款饮食养颜食谱，希望新妈妈能够吃出靓丽容颜。

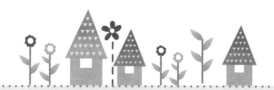

青豆炒丝瓜

原料：青豆50克，丝瓜150克，黑木耳（干）10克，植物油、淀粉、盐各适量。

做法：

（1）丝瓜去皮，洗净，切条；黑木耳泡洗干净。

（2）起油锅烧至五成热，放入青豆、丝瓜炒熟出锅。

（3）另起锅放水，待水开后放入黑木耳、过油后的青豆和丝瓜一起煮沸。

（4）最后加盐调味，用水淀粉勾芡，出锅装盘即可。

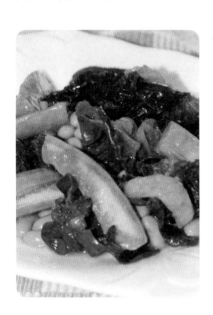

红烧猪蹄筋

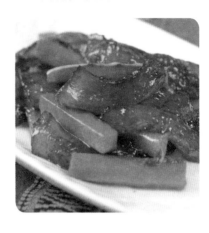

原料：猪蹄筋500克，胡萝卜100克，黄瓜100克，葱花、姜片、花生油、酱油、料酒、淀粉、盐各适量。

做法：

（1）将蹄筋切拇指粗长条，洗净，用开水稍煮一下；黄瓜、胡萝卜洗净，切条。

（2）将锅中油烧热，姜、葱下锅稍炸，烹入料酒、酱油、水，稍煮后将蹄筋、盐放锅内，开锅后用小火烧。

（3）待蹄筋烂时，放入胡萝卜、黄瓜稍煮，勾芡即可。

推荐理由

猪蹄筋中含有丰富的胶原蛋白质，是不可多得的美容佳品。此菜具有健脾益气、美容养颜的功效。

木瓜炖银耳

原料：木瓜300克，银耳（水发）100克，糖适量。

做法：

（1）木瓜洗净，去皮、籽，切成小块；银耳洗净，撕成小朵。

（2）锅中放适量清水，加入木瓜、银耳，一起用小火炖煮至原料软糯。

（3）食用前，加少许糖调味即可。

推荐理由

　　木瓜是天然的皮肤清洁剂，银耳中的胶质具有良好的护肤效果。这款甜品具有健脾开胃、滋润美白、延缓衰老的功效。

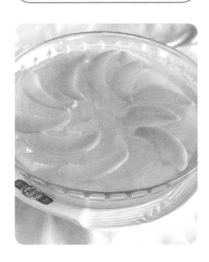

黑芝麻果仁粥

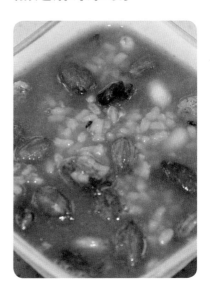

原料：大米100克，甜杏仁15克，核桃15克，黑芝麻5克，花生仁15克，冰糖适量。

做法：

（1）核桃仁、杏仁、花生仁洗净，控去水分；大米洗净，用清水浸泡1小时。

（2）锅置火上，放入清水与大米，大火煮开后转小火，熬煮20分钟。

（3）加入核桃仁、杏仁、花生仁、冰糖，继续用小火熬煮30分钟。

（4）粥煮好后，加入黑芝麻（炒熟）搅拌均匀即可。

产后妊娠纹

妊娠纹是如何形成的

产后许多新妈妈为肚皮上那些皱巴巴的妊娠纹苦恼不已，甚至有新妈妈说："妊娠纹就是女人的灾难！"那么，这些妊娠纹是如何形成的呢？

✦ 糖皮质激素

准妈妈怀孕期间，肾上腺分泌了大量糖皮质激素，增加了皮肤弹力纤维和胶原纤维的脆弱性，当皮肤弹力纤维和胶原纤维的伸缩度达到一定限度时，就会引起弹力纤维和胶原纤维的断裂，从而形成妊娠纹。

✦ 肚子太大

准妈妈怀孕超过3个月时，增大的子宫突出于盆腔向腹腔发展，腹部开始膨隆，受增大的子宫影响，皮肤弹性纤维与腹部肌肉开始伸长，尤其是怀孕6个月后更加明显。当超过一定限度时，皮肤弹性纤维发生断裂，腹直肌腱也发生了不同程度的分离。于是，在腹部的皮肤上出现了粉红色或紫红色的不规则纵形裂纹。

✦ 体质因素

怀孕期间缺乏锻炼，或没有良好的皮肤护理习惯，可能会造成腰、腹部肌肉力量弱、皮肤弹性差，出现妊娠纹。

调查发现，70% ~ 90% 的孕妇在首次怀孕时出现妊娠纹，主要位置在腹部，也会出现在大腿内外侧、臀部、胸部、肩膀与手臂等处。

◑ 预防妊娠纹不容忽视

妊娠纹的产生，既有自身体质的原因，也有产后保养的原因。专家建议，要想将妊娠纹的影响减到最低，就要从孕期的保养开始。具体措施有：

✖ 均衡饮食

准妈妈怀孕期间，应补充丰富的维生素及矿物质。适当多吃富含胶原蛋白和弹性蛋白的食物，如猪蹄、动物蹄筋和猪皮等。尽量避免摄取高油、高糖、高盐的食物。

✖ 控制体重

怀孕时每个月体重增加不宜超过2公斤，整个怀孕过程中体重增加应控制在11 ~ 14公斤。过多脂肪的摄取，不仅会囤积在体内，造成产后瘦身困难，也会在短时间内绷出妊娠纹来。

✖ 坚持按摩

从怀孕3个月开始到宝宝出生后3个月内坚持按摩。每天洗澡后，使用天然橄榄油或专业的去妊娠纹产品，对易产生妊娠纹的部位进行适度按摩，可保持肌肤滋润，有效增加皮肤弹性和韧性，有效避免妊娠纹的产生。

✿ 专业装备

使用孕妇内衣及托腹带。孕期选择适合自己的孕妇内衣，可减少胸部变大下垂所造成的皮肤拉扯，以避免胸部、腋下妊娠纹的产生。使用托腹带，可帮助减少腹部及腰部的重力负担，减缓皮肤过度延展拉扯，也是预防妊娠纹的有效方法。

a 产后怎样修复妊娠纹

如果新妈妈产后依旧遭受着妊娠纹的侵袭，请不必着急，因为产后一年内是修复妊娠纹的好时期，当然产后第一时间修复效果最佳。具体措施有：

✿ 饮食调理

正如孕期预防妊娠纹一样，新妈妈宜适当多吃富含胶原蛋白和弹性蛋白的食物，以促进断裂的弹性纤维的修复。新妈妈要养成良好的饮食习惯，适当多吃新鲜水果和蔬菜，少吃色素含量高的食物。

✿ 滋润肌肤

妊娠纹本就是一种干瘪的疤痕，如果肌肤干燥，无疑会雪上加霜，因此给予肌肤持续滋润有助于消退妊娠纹。新妈妈可以在洗澡后，将植物油、蛋清、香蕉、牛奶混合打成泥，加入面粉调糊，再适当加些蜂蜜，制成可淡化妊娠纹的敷膜，直接涂抹在妊娠纹上。

✿ 适度按摩

新妈妈可选择安全、高效、对宝宝无害的妊娠纹霜来配合按摩，将会收到神奇效果。具体步骤为：

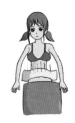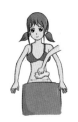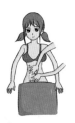

a 按摩前先用毛巾热敷，再在需要按摩的部位上涂抹适量妊娠纹霜。

b 用手轻拍按摩部位3~5分钟，再由妊娠纹的中心位置向两边轻擦。

c 用掌心以顺时针及逆时针方向交替转圈按摩3~5分钟，以按摩部位感到微热为宜。

✹ 科学运动

产后科学锻炼，可以帮助消除妊娠纹。如慢跑，可以充分锻炼臀部及大腿，帮助将局部脂肪转化为肌肉，从而淡化臀部及大腿的妊娠纹。

✹ 手术消除

如果妊娠纹实在影响美观，新妈妈不妨考虑进行手术除纹，如用脉冲光照射，可促进胶原蛋白生成；镭射微晶磨皮手术，可淡化甚至消除妊娠纹。但手术价格贵，必须到正规医院进行。

产后妊娠纹健康食谱推荐

饮食专家指出，黄豆、海带、西红柿、西蓝花、猕猴桃、猪蹄、三文鱼等食物，能有效帮助新妈妈改善妊娠纹。以下推荐几款有助新妈妈消退妊娠纹的健康食谱：

猪肝炖黄豆

原料：猪肝150克，黄豆100克，姜、葱各10克，高汤、水淀粉、食用油、盐各适量。

做法：

（1）黄豆洗净，放入温水中浸泡30分钟；葱洗净，切段；姜洗净，切片；猪肝洗净，切片，加适量水淀粉和盐搅拌均匀，腌制10分钟。

（2）将泡好的黄豆倒入高压锅中，加高汤、葱段、姜片，煮15分钟。

（3）锅中加适量食用油，烧热后倒入猪肝滑炒，盛出备用。

（4）将葱段和姜片捡出，然后将高压锅中的食材连汤一起倒入砂锅中，煮沸后倒入炒好的猪肝，加适量盐调味，略煮即可。

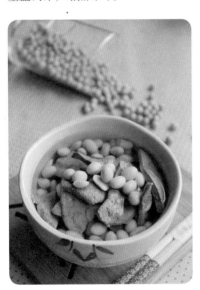

西蓝花炒虾仁

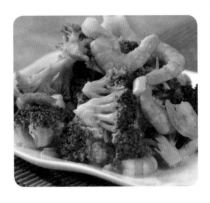

原料：西蓝花150克，虾仁150克，植物油、蒜片、料酒、盐各适量。

做法：

（1）虾仁洗净；西蓝花洗净，撕成小块，倒入开水中焯一下，捞出控去水分。

（2）锅中加适量植物油烧热，下蒜片炝锅，倒入虾仁，翻炒至虾仁变色，加适量料酒调味。

（3）锅中倒入西蓝花，加盐调味，炒熟即可。

推荐理由

虾仁富含优质蛋白质及钙、磷、铁等矿物质，是新妈妈的补钙佳品。西蓝花不仅外形美观，还含有多种矿物质、维生素A、维生素C和胡萝卜素，能增强皮肤的抗损伤能力，有助于保持皮肤弹性。这款菜可保养肌肤、补钙强身。

茄味三文鱼

原料：三文鱼500克，鸡蛋黄50克，葱、姜各5克，西红柿酱、白糖、淀粉适量，食用油、料酒、盐各适量。

做法：

（1）蛋黄打散制成蛋液；葱、姜洗净，切末备用。

（2）去骨鱼肉洗净、切成厚片，然后划上十字花刀，加葱姜末、料酒腌渍片刻。

（3）将蛋液倒在腌好的鱼肉片上，搅拌均匀后蘸满淀粉备用。

（4）锅中加适量食用油，烧至五成热后放入鱼片，炸至金黄色，捞出控油。

（5）将炸好的鱼片装盘摆好，淋上西红柿酱即可。

— 推荐理由 —

三文鱼肉及其鱼皮中富含的胶原蛋白，是皮肤最好的"营养品"。新妈妈适当多吃三文鱼，可使肌肤丰润饱满、富有弹性，能有效改善妊娠纹。

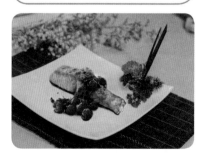

猪蹄炖土豆

原料：猪蹄500克，土豆250克，葱、姜、香菜各15克，食用油、酱油、盐各适量。

做法：

（1）土豆去皮，切块；葱、姜洗净，切片；香菜洗净，切段。

（2）将猪蹄去毛，洗净，切块，放入高压锅中煮约40分钟。

（3）锅中加适量食用油烧热，放入葱姜片炒香，倒入适量水和酱油煮沸。

（4）将煮好的汤和土豆块倒入高压锅中，煮至熟烂后加适量盐调味，出锅撒上香菜即可。

— 推荐理由 —

猪蹄除含有丰富的优质蛋白质外，还含有大量的胶原蛋白，这种物质可以帮助新妈妈的皮肤保持弹性、减少皱纹。土豆营养丰富，500克土豆所含的营养约相当于2000克的苹果所含的营养，经常食用土豆还可以保持肠道健康、预防便秘。这款菜可美容养颜、防治便秘。

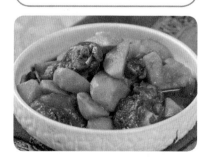

第6章

产后
"性"福生活

时间规划

α "性"急会留下健康隐患

新妈妈分娩后，子宫由大变小逐渐收缩，子宫腔的分泌物会以恶露的形式不断由阴道排出体外。由于恶露的存在，以及产后生殖道抵抗力下降，生殖道很容易受到细菌的感染。如果新妈妈过早进行性生活，易导致细菌侵入，从而引起子宫感染，引发产褥热等疾病。

此外由于性激素代谢的缘故，新妈妈产后阴道壁黏膜变得很薄，过早进行性生活，易发生阴道撕裂，甚至引发大出血。因此，为了新妈妈的健康着想，产后千万不要急着过性生活。

α 产后多久可以恢复性生活

一般来说，由于子宫颈口会在产后6周恢复闭合状态，子宫、盆腔、阴道的伤口在此时也基本愈合，因此新妈妈宜在产后6~8周恢复性生活。

产后第6周后，新妈妈月子结束时，请务必到医院进行全面的健康检查。如果此时检查发现，新妈妈的身体复原状况良好，同时也做好了心理准备，那么新妈妈就可以恢复性生活了。必须提醒的是，新妈妈产后4周内，必须禁止性生活。

产后避孕

哺乳期不是安全期

周女士正处于哺乳期，她听说哺乳期不来月经，不会怀孕，也就没有采取任何避孕措施。不久前，她恶心、呕吐，到医院就诊，检查后医生告诉她，是怀孕了。周女士不理解，明明自己在哺乳期，怎么会怀孕呢？

其实，"产后哺乳期就是安全期"是个极其错误的观念。研究发现，约有50%的新妈妈在产后2个月内就恢复了排卵，其中恢复排卵时间最短的仅为14天。由此可见，哺乳期绝对不是安全期，利用哺乳期避孕是不可靠的。

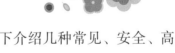

产后避孕的常用方法

产后避孕的方法多种多样，以下介绍几种常见、安全、高效的避孕方法，新妈妈或新爸爸应根据自身情况谨慎选择。

✹ 避孕套

这是医生经常建议的产后避孕方式，其不带任何药物，可在任何时期使用。产后3个月内，宜选用这种避孕方式，不仅避孕效果良好，还能有效避免感染。

✦ 宫内节育器

这是一种放置在子宫内的避孕装置，由于初期使用的装置多为环形，通常也叫"节育环"。放置宫内节育器，是一种安全、有效、简便、经济的避孕措施，取环后照样可以生育。

自然分娩的新妈妈3个月后、剖宫产的新妈妈6个月后可以上环。不过，上环前要先排除怀孕的情况，同时要求没有子宫畸形，没有生殖道炎症，再通过妇科检查，确认没有妇科肿瘤。此外，那些患有严重内科疾病的新妈妈上环需要谨慎。

✦ 输卵管结扎

输卵管结扎术是一种永久性的避孕方式，如果新妈妈或新爸爸还想保持自己的生育能力，就不宜选择这种方式。

一般来说，自然分娩的新妈妈，产后6～48小时内就可以进行；剖宫产的新妈妈，在剖宫产手术时就可以顺便进行。

新爸爸输精管结扎，要把从睾丸到阴茎的一段输精管切除。一般手术6个星期后才能达到避孕效果。

α 哺乳不要服用避孕药

避孕药是非常便捷的避孕方式，但哺乳期的新妈妈禁止使用。研究发现，避孕药中含有睾丸酮、黄体酮、雌激素类衍生物等物质，这些成分一旦进入新妈妈体内，会抑制泌乳素的分泌，使新妈妈乳汁分泌减少，从而易导致宝宝营养不良，影响宝宝的生长发育。此外，避孕药中的这些成分会随着乳汁进入宝宝体内，对宝宝身体健康造成危害。

因此，为了自己及宝宝的健康着想，新妈妈哺乳期千万不要服用避孕药。

产后避孕失败危害大

有些新妈妈产后未注意避孕，结果一边哺乳一边就悄悄又怀孕了，民间形象地将其称为"暗怀"。

"暗怀"不仅导致宝宝无奶可吃，而且对分娩后尚未完全恢复健康的新妈妈来说也是一个不小的冲击。这种意外怀孕对新妈妈的身体及心理都会造成不良影响。

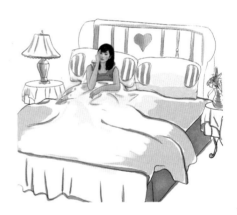

医学专家提醒，正常分娩的新妈妈最好在一年后再怀孕，否则易导致流产；而剖宫产的新妈妈最好在两年后再怀孕，否则再次剖宫产时易导致大出血。

总之，"暗怀"具有极大的健康隐患，新妈妈哺乳期必须科学避孕。

避免冷淡

○ 产后新妈妈为何容易性冷淡

有些新妈妈产后出现性冷淡，表现为性欲降低。那么，是什么原因导致这些新妈妈出现这种情形呢？

✖ 时间过早

正如我们前面所说，新妈妈宜在产后6～8周恢复性生活。如果新妈妈过早进行性生活，尤其是在新妈妈不情愿的情况下，这样不仅会影响新妈妈的身体健康，还会导致新妈妈对性生活产生厌烦和反感。

✖ 身心劳累

如果新妈妈产后，生活上及照顾宝宝方面得不到丈夫及家人的支持，导致身心过度劳累，不仅影响身体恢复，也容易导致性冷淡。

✖ 妇科疾病

如果新妈妈产后性生活时，出现身体不适，如疼痛等，容易导致新妈妈缺乏性趣。此外，妇科疾病，如阴道炎等，也会在某种程度上使新妈妈性欲受到抑制。

✖ 心理因素

临床发现，约一半以上新妈妈在产后恢复阶段，因为担心性生活会使伤口感染，会从心理上排斥性生活；有的新妈妈总是担心哺乳期怀孕，因此性生活时总是提心吊胆；

有些新妈妈对产后自己的身材缺乏信心，担心丈夫不会像以前一样喜欢自己；还有些新妈妈，产后将所有的精力都投入到照顾宝宝身上，从而对性生活缺乏兴趣。

○ 改变性冷淡需双方共同努力

改变性冷淡不只是新妈妈一个人的事情，新爸爸也要积极配合。具体来说，新妈妈、新爸爸要特别注意以下几点：

✿ 新妈妈的努力

a. 新妈妈产后不要一味沉浸在对宝宝的爱恋中。心理学家建议，新妈妈可以每天抽出一段时间与宝宝分开，哪怕只是一会儿，自己可以读篇文章或到附近走走。新妈妈只有从一心照顾宝宝中重新恢复自我，才能再次燃起对丈夫的激情。

b. 自从有了宝宝后，新妈妈的时间、精力常受宝宝的影响而不容易控制。因此，新妈妈不妨事先做个安排，如在宝宝睡得早的晚上，或中午宝宝睡觉的时候，尝试着与丈夫亲密接触。

c. 新妈妈不必担心丈夫不再像以前那样喜欢自己。其实，丈夫通常会觉得散发母性光彩的自己更性感。

✿ 新爸爸的努力

a. 新爸爸要学会克制自己的冲动，要让妻子感受到更多温情。新爸爸应学会迎合妻子对宝宝的情感，主动承担照顾宝宝的任务，这样常常能唤起新妈妈对性生活的兴趣。

b. 新爸爸应做好性生活前的准备，尽力减轻新妈妈的心理压力。如新爸爸可以配合妻子给宝宝喂好奶，哄宝宝早点入

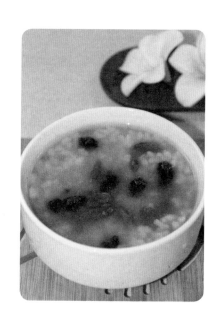

睡；准备好避孕套，以避免新妈妈被细菌感染。总之，新爸爸的体贴，会使新妈妈动心。

c. 新爸爸性生活时，要尽力照顾到妻子的感受。如充分利用行为和语言上的爱抚，使新妈妈进入情爱的佳境。新爸爸的努力，会在很大程度上增加新妈妈的性趣。

产后性冷淡健康食谱推荐

以下推荐几款适合产后新妈妈食用的助兴食谱，希望新妈妈食用后能增强性趣，告别性冷淡。

枸杞桑葚粥

原料：桑葚45克，枸杞45克，糯米150克，白糖适量。

做法：

（1）糯米洗净，放入清水中浸泡1小时。

（2）锅中加适量清水，倒入洗净的糯米、桑葚和枸杞，开武火煮沸后改文火熬煮成粥，最后加适量白糖调味即可。

推荐理由

　　枸杞具有润肺生津、补肾益精、养肝明目等功效。桑葚具有滋阴养血、生津润燥、补肝益肾、止渴解毒等功效。这款粥可滋阴补血，健肾壮腰。

146

苁蓉羊肉粥

原料：肉苁蓉15克，羊肉100克，粳米150克，盐适量。

做法：

（1）肉苁蓉加水煎煮，煮烂后去渣留汁。

（2）粳米洗净，加适量清水煮粥。

（3）粥半熟时，放入羊肉、肉苁蓉汁；待粥熟后，加适量盐调味即可。

推荐理由

肉苁蓉具有较好的润肠通便、补肾养精的效果。肉苁蓉与羊肉一起煮粥，具有良好的补肾益精功效，尤其适合冬季食用，夏季不宜多食。

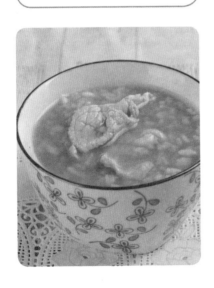

板栗香焖肉

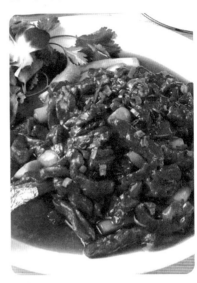

原料：猪肉200克，熟板栗100克，葱10克，姜10克，食用油、香油、酱油、白糖、盐各适量。

做法：

（1）板栗洗净，剥壳取肉；猪肉洗净，切块；葱洗净，切段；姜洗净，切片。

（2）锅中加适量食用油，烧热后下葱段、姜片炝锅，倒入肉块翻炒片刻，加适量酱油和清水，开文火焖至肉八成熟。

（3）倒入板栗，加适量白糖、盐调味，改武火收汁，淋上香油后即可。

豆腐羊肉鲜虾汤

原料：豆腐2块，羊肉100克，鲜虾100克，姜10克，盐适量。

做法：

（1）羊肉洗净，切片；鲜虾洗净；豆腐洗净；姜洗净，切丝。

（2）将羊肉、鲜虾放入砂煲内，加适量清水，武火煮沸后，改用文火煲熟。

（3）加入豆腐及姜丝，再煲片刻，加适量盐调味即可。

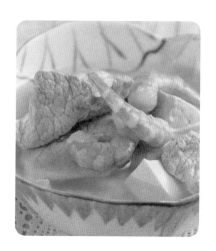

推荐理由

羊肉可补中益气、安心止痛，豆腐可清热解毒、生津润燥，鲜虾可健脾暖胃、补肾强精。这款菜可益气补虚、明目补血，改善产后性冷淡。

"性"福时刻

a 产后第一次要注意些什么

产后第一次性生活，时间不可太早，一般宜在产后6～8周，新妈妈到医院检查恢复正常后进行。此外，还要特别注意以下几点：

✹ 及时避孕

虽然新妈妈还没来月经，但许多新妈妈已经开始排卵，因此产后第一次性生活一定要做好避孕。

✹ 状况良好

产后第一次性生活，尽量选择在夫妻双方精神状况良好的情况下进行，因为产后第一次的成功，对以后的性生活状态非常有帮助。

✹ 动作轻柔

由于产后子宫颈及阴道分泌的润滑液比较少，因此产后第一次性生活时，新爸爸最好先多一些温柔、浪漫的前奏，如耳语、亲吻、爱抚等。新爸爸切忌动作过于勇猛，否则易对新妈妈的身体造成伤害。

✹ 用润滑剂

一般产后新妈妈外阴比较干燥，容易造成性生活障碍，这时不可强行进行性生活。建议，产后第一次加点润滑剂来辅助性生活的进行。

✱ 立即停止

如果在产后第一次的尝试中遇到困难，如侧切伤口疼痛严重、阴道太紧，那么请立即停止，千万不可勉强，以免带来生理及心理上的伤害。必要时请及时去医院检查，确诊无恙后再作尝试。

> ❀ 温馨小贴士
>
> 产后第一次性生活，如果新妈妈心理上排斥，新爸爸要给予理解、体贴和鼓舞，帮助新妈妈恢复自信和消除心理障碍。

a 如何使产后性生活更和谐

夫妻间的性生活应该是美好和谐的，那么产后该怎样才能重新找回幸福的性生活呢？以下几个建议不妨一试：

✱ 亲密10分钟

新妈妈和新爸爸每天至少亲密10分钟。在这段时间里，请放下所有枯燥烦心的事，将注意力完全放在爱人身上，即使一

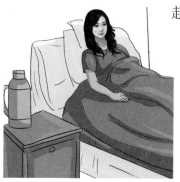

起听听音乐也不错。千万不要小看这短短的10分种，夫妻间的甜蜜相处就是这样建立起来的。

✱ 请换个环境

一成不变的环境，会使双方感到乏味。一旦产生这种感觉，

夫妻间的兴致自然变得低落。因此，新妈妈和新爸爸可以尝试着换个环境，往往能收到意想不到的效果。

✦ 有意识放松

紧张的情绪会对性生活产生消极影响。因此，听听音乐、洗个热水澡、读读书或做其他任何能让人放松的事情，都会对性生活的和谐有帮助，这对新妈妈来说尤其重要。

✦ 爱抚加温柔

为了缓解新妈妈的紧张情绪，新爸爸要多爱抚新妈妈，帮助新妈妈彻底放松下来。此外，新爸爸要尽量温柔，动作适当放缓，营造温馨的氛围。

✦ 充裕的时间

安排一段不被打扰、充裕的时间，对和谐的性生活非常重要。尤其要对宝宝作适当安排，想想如果宝宝夹在夫妻之间，又怎么能燃起彼此的热情呢？

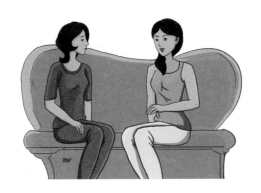

◯ 产后"性"福生活特别提醒

营造满意的产后性生活，新妈妈和新爸爸还要特别注意。

✤ 不可乱摸乳房

新妈妈的乳房受到挤压，乳房内部软组织易受到挫伤，或使内部引起增生。此外，新妈妈乳房受外力挤压后，较易改变外部形状，使上耸的双乳下垂，因此新爸爸动作要尽量轻柔。

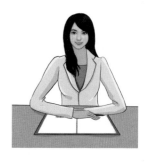

✤ 时间不可过长

新妈产后身体恢复不久，为了保证新妈妈的休息及身体健康，建议每次性生活的时间不可过长。虽然性生活的持续时间没有一个明确的标准，但以新妈妈不会感到不适、劳累为宜。

✤ 注意保持清洁

每次性生活前后，要注意保持生殖器官的清洁，这对于新妈妈来说尤为重要，能有效帮助新妈妈避免生殖器官感染。

✤ 警惕阴道出血

产后一定要等会阴伤口完全愈合才可恢复性生活。产后性生活时，新爸爸动作要轻柔，一旦性生活时发现阴道出血，必须立即停止，及时就医。